CONTRIBUTION A L'ÉTUDE

DE LA

COLOTOMIE ILIAQUE

DANS LE

TRAITEMENT DES CANCERS DU RECTUM

Nouveau procédé opératoire de M. le professeur VERNEUIL

PAR

Léon BUHOT
Docteur en médecine de la Faculté de Paris.

PARIS
A. PARENT, IMPRIMEUR DE LA FACULTÉ DE MÉDECINE
A. DAVY, Successeur
52, RUE MADAME ET RUE CORNEILLE, 3.

1885

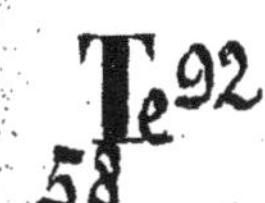

CONTRIBUTION A L'ÉTUDE

DE LA

COLOTOMIE ILIAQUE

DANS LE

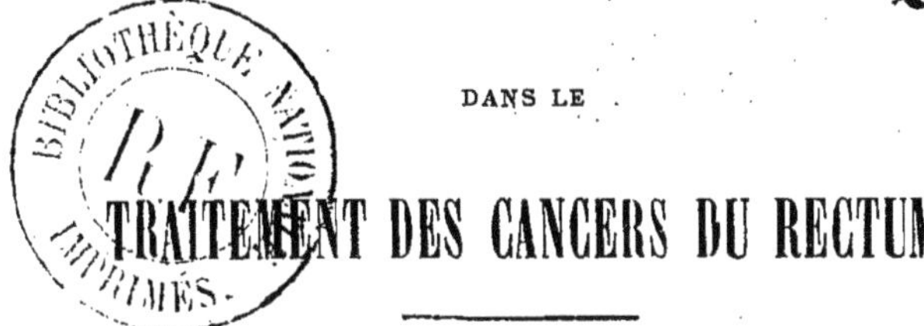

TRAITEMENT DES CANCERS DU RECTUM

Nouveau procédé opératoire de M. le professeur VERNEUIL

PAR

Léon BUHOT
Docteur en médecine de la Faculté de Paris.

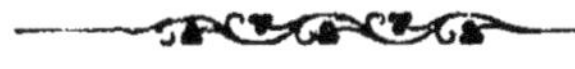

PARIS
A. PARENT, IMPRIMEUR DE LA FACULTÉ DE MÉDECINE
A. DAVY, Successeur
52, RUE MADAME ET RUE CORNEILLE, 3.

1885

A MON PÈRE ET A MA MÈRE

A MES PARENTS

A MES AMIS

A MON PRÉSIDENT DE THÈSE

M. LE PROFESSEUR VERNEUIL

Membre de l'Académie de médecine,
Chirurgien des hôpitaux,
Officier de la Légion d'honneur.

A M. LE DOCTEUR RECLUS

Professeur-agrégé à la Faculté de médecine,
Chirurgien des hôpitaux,
Membre de la Société de chirurgie.

CONTRIBUTION A L'ÉTUDE

DE LA

COLOTOMIE ILIAQUE

DANS LE

TRAITEMENT DES CANCERS DU RECTUM

Nouveau procédé opératoire de M. le professeur Verneuil.

INTRODUCTION.

Lorsque M. le professeur Verneuil, cette année même, publiait dans la *Semaine médicale* une leçon sur la colotomie par la méthode de Littre, faite suivant un nouveau procédé, il ajoutait à la fin de son travail « qu'il « publierait plus tard les trois observations dans les« quelles il a appliqué son procédé. » Nous avons eu la bonne fortune de voir ces malades, d'autres sont venus démontrer les avantages du procédé ; quelques modifications y ont été appliquées par M. le professeur Verneuil, et notre éminent maître a bien voulu nous confier le soin de rapporter dans notre thèse inaugurale ces différents faits.

Nous sommes heureux de témoigner ici notre profonde gratitude à M. le professeur Verneuil pour les bonnes leçons que nous avons reçues de lui et pour les notes qu'avec sa bienveillance accoutumée il a bien voulu nous confier et qui nous ont permis de mener à bonne fin ce travail.

Égal tribut de reconnaissance est dû à notre excellent maître, M. le Dr Reclus, qui nous a montré tant de sollicitude lorsque nous avions l'honneur d'être son élève et qui a bien voulu nous guider dans nos études de ses conseils bienveillants.

Nous avons cherché à faire une sorte de travail statistique tendant à rechercher quels étaient les avantages, au point de vue de la gravité, de l'anus artificiel par la méthode de Verneuil sur l'ancienne méthode de Littre, et sur les autres méthodes d'anus artificiel. Mais après avoir compulsé les différents auteurs qui se sont occupés de la question, après avoir recherché les observations rapportées à cet égard, après avoir consulté les différentes statistiques déjà faites, nous avons pu nous apercevoir combien était difficile la tâche que nous avions entreprise ; dans la plupart des statistiques, les auteurs confondent tous les anus artificiels faits au niveau de la fosse iliaque, anus de Nélaton, anus de Littre ; pour eux l'application est la même, et ils comparent indistinctement l'un et l'autre à la méthode de Callisen. De plus, dans la plupart des statistiques, il est généralement peu fait mention de la cause de l'opération, ni de l'état dans lequel se trouve le malade opéré ; il n'est pas fait mention davantage, dans les cas de mort, de la cause de celle-ci, cause extrêmement importante à connaître, puisque, comme dans un cas que nous avons eu sous les yeux, la cause de la mort ne fut nullement l'opération, mais bien une affection intercurrente, une *phlegmatia alba dolens*, un érysipèle. Il est donc bien difficile avec tous ces éléments absents d'établir une statistique complète. Aussi le nombre de cas sur lesquels nous baserons notre statistique est-il forcément restreint.

Nous nous sommes proposé de faire ensuite une sorte d'étude de l'anus contre nature artificiel, recherchant quels inconvénients présente telle ou telle méthode, par quels procédés on peut y remédier; quels sont les résultats ultérieurs tardifs de l'anus artificiel fait par la méthode ancienne, et quels sont les avantages que l'on retire des modifications qu'y a apportées M. le professeur Verneuil.

A côté de ces affirmations nous mettrons les observations inédites qui nous sont personnelles ou que M. le professeur Verneuil a bien voulu nous communiquer. Ce sont les preuves sur lesquelles nous établirons notre opinion.

Nous ferons, dans un premier chapitre, un très court résumé de l'historique de l'anus de Littre; quoique nous plaçant à un point de vue particulier, nous n'avons pas cru devoir supprimer cette partie de notre étude. En effet, nous rechercherons surtout à montrer dans ce résumé comment les auteurs, convaincus d'abord de la « gravité péritonéale », si j'ose m'exprimer ainsi, de l'opération, en sont venus peu à peu, non pas à craindre pour la vie de leurs malades (ceux-ci actuellement guérissent de leur opération dans tous les cas), mais bien à redouter les bénéfices incomplets de l'opération. Depuis une certaine époque bien rapprochée de nous, ce ne sont plus des perfectionnements opératoires, mais des perfectionnements « fonctionnels » que l'on recherche. Substituer une fonction artificielle à la fonction normale, faire que celle-ci s'effectue sans plus d'inconvénients que la fonction naturelle, supprimer toute espèce de douleur ou de gêne au malade, supprimer tous les troubles douloureux ou généraux déterminés par l'affection qui entraîne le chirurgien à établir l'anus artificiel, tel est le but actuel que l'on se propose.

Ces différents points ont été étudiés dans les auteurs modernes et en particulier par M. le professeur Verneuil; mais ils n'avaient pas encore été réunis dans un même travail; c'est ce que nous avons entrepris de faire.

Il nous faudra donc étudier dans un premier chapitre le but que doit remplir un anus artificiel, à quels symptômes pénibles, funestes, ou douloureux il doit remédier, par suite, quelles indications il doit remplir. Nous mettant au point de vue surtout du cancer du rectum, de l'anus artificiel palliatif devant persister durant toute la survie du malade, nous devrons rechercher dans ce chapitre les causes de la douleur et de la gravité précoce du cancer du rectum.

Dans un deuxième chapitre nous décrirons ou plutôt nous reproduirons le procédé opératoire qu'a indiqué M. Verneuil, nous insisterons sur les modifications importantes apportées par le savant professeur à la méthode ancienne et nous terminerons ce chapitre en montrant de quelle innocuité relative immédiate jouit l'anus par la méthode de Littre. Nous n'entrerons pas ici dans le débat maintenant jugé depuis les travaux de Verneuil et Reclus, pour savoir s'il faut préférer à l'anus de Littre celui de Callisen, s'il faut préférer l'opération de Verneuil à celle d'Amussat; nous nous contenterons de rapporter ici les quelques statistiques que nous avons pu trouver et d'y ajouter, au point de vue de la gravité immédiate et de la facilité opératoire, les conclusions que l'on peut tirer des observations que nous avons pu recueillir ou trouver dans les auteurs.

Après avoir ainsi étudié le procédé opératoire, nous chercherons à nous rendre compte du soulagement que l'anus artificiel apporte au malade. Dans ce chapitre nous envisagerons l'action de l'anus artificiel en général sur l'état local, c'est-à-dire sur l'intestin et ses fonctions, sur l'abdomen, sur l'affection cancéreuse ou syphilitique qui a déterminé l'intervention opératoire et par suite sur l'état général.

Puis, dans un second chapitre, nous comparerons l'ancienne méthode à la nouvelle et nous verrons comment, avec le procédé de M. Verneuil, tous les avantages que l'on peut attendre de l'anus artificiel ont pu être obtenus.

Nous donnerons enfin dans un dernier chapitre les observations que nous avons recueillies et celles que nous a communiquées M. Verneuil; nous les avons réunies en groupe à la fin de notre travail, afin que l'on ait ainsi sous les yeux l'ensemble des preuves qui nous ont permis d'établir les conclusions par lesquelles nous avons cru devoir terminer.

Nous devons à la fin de cette introduction remercier M. le Dr Kirmisson, professeur agrégé de la Faculté, MM. Broca et Tuffier, anciens internes de M. Verneuil, M. le Dr Verchère, chef de clinique de la Faculté, des observations qu'ils ont bien voulu nous communiquer et des conseils qu'ils nous ont donnés.

HISTORIQUE.

« On connait l'histoire des anus artificiels. L'ouver-
« ture de l'intestin dans la région inguinale fut proposée
« par Littre, en 1710, mais d'une manière bien vague;
« car, d'après le texte exact exhumé par L.-H. Petit, le
« célèbre chirurgien se demande simplement si, chez les
« enfants imperforés, il ne faudrait pas faire une inci-
« sion à un des côtés du ventre, près le muscle droit, en
« suivant sa direction, en commençant au-dessous du
« nombril, et finissant à l'os pubis du même côté; con-
« duire le bout supérieur du boyau au bord extérieur
« de la plaie du ventre et l'y maintenir par des moyens
« de fils et de bandage jusqu'à ce qu'il soit devenu adhé-
« rent par le sus nourricier » (1).

Hévin (Mém. de l'Acad. roy. de chir., t. IV, p. 201) parle assez légèrement de cette idée de Littre; cette tentative serait pour lui a peu près du même ordre que la suture des deux bouts de l'intestin selon la méthode Ramdohr. « On peut dire que ce sont de ces moyens douteux que l'on préfère, peut-être à tort, à une complète inaction. »

Jean-Louis Petit, Van Swieten, ou, passèrent sous silence l'idée de Littre, ou, y furent opposants; Bertin, en 1771, la combat également. Vers cette même époque

(1) Reclus. *Gazette hebdomad.*, 1885, nº 31.

Renault, maître de chirurgie à Joinville, en Champagne, pratique une opération analogue à celle que Louis, en 1757, avait indiquée : à l'occasion d'une obstruction, persistant après l'opération d'une hernie étranglée, il pensa qu'il pourrait être nécessaire d'aller chercher l'anse intestinale pour établir un anus contre-nature.

C'est en 1772 que Renault fit son opération pour laquelle l'Académie décerna une grande médaille d'or. Le malade avait eu une hernie étranglée terminée par gangrène et anus contre-nature. Cet anus guérit au bout d'un certain temps, et il advint qu'à son niveau se fit un engorgement qui arrêta le cours des matières, d'où les symptômes ordinaires de l'obstruction. Renault fit disparaître le danger en incisant directement l'intestin, au niveau de la partie saillante.

Pour la première fois, l'anus artificiel fut réellement pratiqué d'après des données absolument scientifiques et à distance du siège de l'obstacle par Pillore, de Rouen, en 1776, pour un squirrhe du rectum : il ouvrit l'extrémité inférieure du cæcum. L'opération éxécutée, le malade mourut, au bout de vingt jours, d'une gangrène intestinale causée par une masse de mercure pesant 2 livres, qu'on lui avait fait avaler quelques semaines auparavant et qui était restée logée dans une anse intestinale tombée sous l'influence de son poids derrière la vessie dans le petit bassin.

Cette opération de Pillore semble être tombée dans l'oubli jusqu'au moment où Amussat, en 1839, vint rendre justice à son audace chirurgicale.

En 1783, Antoine Dubois, puis Duret (de Brest),

en 1790 ; Desault, en 1794 ; Dumas, en 1798, firent des opérations d'anus contre-nature; mais, dans tous ces cas, il s'agissait de nouveau-nés atteints d'imperforation de l'anus, et les résultats déplorables, sauf le cas bien connu de Duret, où le malade atteignit 42 ans, firent que l'opération restait considérée comme une des plus graves de la chirurgie.

Dumas la proposa pour pallier aux rétrécissements de rectum. « Les cas où un anus artificiel offrirait une res-
« source heureuse sont plus nombreux qu'on ne pense.
« Une belle opération ne serait-elle pas un bienfait dans
« cette maladie, presque toujours incurable, qui con-
« siste dans un rétrécissement du rectum, à quelques
« pouces au-dessus du sphincter de l'anus ? »

Vers la même époque, Fine, de Genève, établit que, dans le cas où on aurait affaire à un squirrhe du rectum, il vaudra mieux suivre une marche différente de la sienne et aller ouvrir le gros intestin dans la région lombaire gauche, au moyen d'une incision étendue de la deuxième côte en comptant de bas en haut jusqu'à la crête de l'os des îles; on peut saisir là l'extrémité inférieure du gros côlon, toujours assez flottante, et la fixer à la plaie.

En 1818, Dupuytren ouvrait le cæcum dans un cas d'imperforation anale. Puis les opérations se multiplièrent : Desault, Miriel, puis Huguier qui chercha à démontrer que l'S iliaque chez les fœtus se trouvait dans la fosse iliaque droite. Cette opinion fut combattue par Giraldès, Curling, puis par Bourcart dans sa thèse. A cette époque apparut Amussat qui remit en lumière le procédé de Callisen, procédé que Callisen n'a jamais exécuté.

Dès cette époque, les chirurgiens s'étaient surtout occupés de la gravité de la lésion péritonéale. Pour eux, ouvrir, blesser le péritoine, était une audace chirurgicale non pareille; c'était presque une condamnation à mort, c'était le seul argument pour empêcher qu'on ne multipliât les opérations de l'anus artificiel.

Mais plus récemment, les lésions péritonéales, les opérations sur l'abdomen devinrent faciles, communes et peu à peu arrivèrent à être considérées comme inoffensives, au moins si l'on emploie certaines précautions. Aussi l'anus artificiel fut-il examiné à d'autres points de vue. On chercha à le rendre moins gênant pour le malade, plus facile pour l'opérateur; on s'occupa d'avantage des suites ultérieures de l'opération.

On tenta de rechercher quelles étaient les causes des souffrances qu'enduraient les malheureux patients atteints de rétrécissements ou de cancer du rectum et on parvint ainsi à leur rendre la vie supportable.

A ces travaux se rattachent les noms de MM. les professeurs Trélat et Verneuil, de M. Reclus. Les discussions à la Société de chirurgie ont mis en lumière les différents arguments en faveur de tel ou tel procédé. Enfin, au Congrès des chirurgiens français, M. Reclus est venu présenter des arguments qui peuvent faire considérer l'anus artificiel par la méthode de Littre comme la méthode de choix.

Cette argumentation est fondée sur cinq arguments principaux que nous devons résumer :

1° La position en avant de l'orifice artificiel rend plus faciles pour le malade les soins de propreté les plus minutieux qu'il ne pourrait prendre si l'anus était situé au niveau de la région lombaire. Celui-ci, ainsi que le dit un auteur, c'est l'anus artificiel des gens riches qui peuvent confier à d'autres le soin de leur propreté.

2° La rétraction cicatricielle est tout aussi fréquente dans l'anus de Littre que dans l'anus de Callisen.

3° L'éperon était mieux marqué, il est vrai, dans l'anus lombaire que dans l'anus iliaque fait suivant l'ancienne méthode, mais nous verrons que M. Verneuil, par son nouveau procédé, a fait disparaître cette infériorité de l'anus de Littre.

4° La mobilité de l'S iliaque qu'avait cherché à démontrer Huguier n'est pas telle que cet auteur l'avait indiquée et on arrive toujours d'emblée sur l'S iliaque, lorsque l'on fait l'incision au-dessus de l'arcade de Fallope à gauche. Il est de plus beaucoup plus difficile d'être certain d'atteindre sans erreur possible le côlon descendant dans l'établissement de l'anus lombaire.

5° Le péritoine blessé, dans la méthode iliaque, n'ajoute que peu de danger à l'opération, et le plus souvent il arrive que la séreuse est lésée dans l'anus de Callisen.

Enfin, nous devons signaler, pour que notre historique soit complet, le perfectionnement considérable que M. Verneuil vient de faire subir à l'opération de Littre, qu'il a publié dans la *Semaine médicale* (n° du 1er avril 1885) et dont les observations font le sujet de notre travail.

CHAPITRE PREMIER.

DE L'ANUS ARTIFICIEL PALLIATIF DANS LES CAS D'OBSTRUCTION RECTALE.

Lorsqu'un malade est atteint d'obstruction rectale, quelle que soit la cause du rétrécissement, il survient une série de phénomènes qui transforment l'existence en un long martyre et s'ajoutent à la lésion elle-même pour amener une mort rapide.

La rétention des gaz est un des phénomènes les plus pénibles. Ils déterminent, une dilatation permanente de l'intestin ; celui-ci, distendu, ne peut remplir ses fonctions. La dilatation amène peu à peu des troubles du côté de la muqueuse intestinale elle-même, ses sécrétions s'altèrent, la digestion intestinale devient gênée d'abord, puis de plus en plus difficile et enfin tout à fait impossible. L'absorption, d'une si grande importance dans le trajet intestinal, ne peut plus se faire et l'inanition en est la cause naturelle. Le ventre est distendu, ballonné ; le météorisme constant amène des douleurs abdominales, continues dans la plupart des cas, subissant de loin en loin de véritables exacerbations pendant lesquelles le malade est en proie à une souffrance intolérable.

Outre les douleurs, ce ballonnement par les gaz de l'abdomen détermine une tension exagérée du côté du diaphragme, celui-ci ne peut agir librement ; l'abomen empiète sur le thorax, l'abaissement du centre phrénique ne peut plus se faire et surviennent des symptômes de dyspnée parfois d'une importance capitale, surtout que cette dyspnée est constante, qu'en aucun moment le malade ne peut respirer. Cette hématose incomplète est une véritable cause d'asphyxie chronique.

Cete action spéciale, particulière, due au gaz intestinaux, est bien démontrée par l'action immédiate, presque subite, que l'on produit avec l'anus artificiel. Les gaz s'échappent en quelque sorte insidieusement. Dès que l'anus est établi, avant toute issue de matières fécales, dès l'ouverture même de l'intestin, le malade est soulagé; on ne peut guère attribuer ce soulagement à d'autres causes qu'à l'issue des gaz accumulés.

Les matières fécales viennent encore ajouter à cet état de dilatation parfois énorme de l'instestin. Les matières prennent une consistance dure, pierreuse, se forment en boule d'une grosseur parfois prodigieuse ; et l'on est surpris de voir « l'accouchement » de ces énormes masses fécales, atteignant le volume du poing le plus ordinairement, dans certains cas d'une tête d'enfant. Ces matières se logent dans les parois de l'intestin, du gros intestin surtout, s'y forment de véritables réduits et tapissent tout l'intérieur du tube intestinal; pouvant séjourner parfois très longtemps avant de faire issue à travers l'orifice qu'on ouvre devant elles. Cette localisation des matières dures explique que parfois les malades peuvent sembler atteints de diarrhée alors que leur intestin sera rempli de matières fécales. Les dangers de cette rétention stercorale sont considérables ; outre, au point de vue local, l'irritation chronique subie par les parois de l'intestin, pouvant aller jusqu'à l'ulcération et la perforation, il faut encore signaler, et c'est une des causes principales de cachexie des malheureux atteints de rétrécissement, l'empoisonnement dû à ces matières. On connaît, et nous n'avons pas à y insister ici, la thèse d'Humbert, les travaux de Nepveu, la thèse de Momon, travaux faits sous l'inspiration de M. le professeur Verneuil ; on sait comment à travers les parois intestinales surdistendues peuvent passer les éléments infectieux contenus dans les matières fécales ; comment il se fait une véritable stercorhémie ; on sait combien sont nombreux les organismes contenus dans le liquide d'un sac herniaire, où une anse intestinale distendue à laissé transsuder ses bactériens.

Donner issue aux matières ou tout au moins diminuer la distension de l'intestin, c'est supprimer cette cause importante d'empoisonnement.

L'anus artificiel remplit cette indication ; quelle que soit la méthode que l'on choisisse, l'ouverture de l'intestin suffit ; la rectotomie linéaire, lorsqu'elle est possible, joue le même rôle et remplit ces indications.

C'est ce que nous pourrions appeler l'influence sur l'état général due à l'obstruction intestinale.

Mais d'autres phénomènes locaux sont dus à la présence des matières : nous désignons ainsi les phenomènes se passant au niveau de l'obstacle.

Nous nous contenterons de signaler ici ces phénomènes et leurs causes, nous réservant d'y revenir lorsqu'après avoir décrit le procédé de M. le professeur Verneuil, nous montrerons comment il faut remédier à ces différents phénomènes.

Les douleurs atroces que supportent les malheureux atteints de cancer du rectum peuvent être dues à plusieurs causes, nous avons déjà signalé la distension abdominales, les coliques, etc. Il nous faut maintenant parler des douleurs au niveau du cancer lui-même. L'ulcération est sans cesse irritée par les matières accumulées au-dessus d'elle; les matières par elles-mêmes causent des ulcérations inflammatoires, suite de rectite interne. C'est une irritation toute faite pour l'envahissement du néoplasme; cette rectite peut remonter plus ou moins haut.

Elle amène, dans la plupart des cas, des épreintes d'une violence atroce, Le malade a la conscience constante d'une masse fécale qui doit sortir de l'intestin, c'est une sensation de pesanteur affreuse ; nous ne répéterons pas toutes les comparaisons innombrables que les malades trouvent pour exprimer leurs douleurs. La présence de cette masse irritante détermine des envies constantes d'aller à la selle; cinquante, soixante fois par jour, les malades se présentent inutilement pour aller à la garde-robe, ce sont des efforts, des contractions rectales qui épuisent le malade; aucune matière ne peut être rendue, mais par contre, il se fait du côté de l'ulcération un afflux sanguin considérable, l'irritation amenée par les matières amoncelées y aidant, des hémorrhagies se produisent et se répètent à chaque nouvelle tentative infructueuse que fait le mlaade. Le ténesme est constant ;

les malades n'ont plus un moment de repos et le supplice dure nuit et jour.

Telle est une des causes les plus importantes de la gravité du cancer du rectum, la présence des matières fécales au niveau du cancer lui-même.

L'anus iliaque ne pouvait empêcher les matières d'arriver au niveau de l'ulcération, il s'en échappait qui parvenaient dans le bout intermédiaire. Les chirurgiens avaient cherché à y remédier, mais sans y parvenir, sinon au prix d'opérations graves (Duménil [de Rouen, Madelung, Pollosson, Martel de Saint-Malo), et qui ne semblaient pas avoir donné tous les résultats heureux qu'on en attendait.

Telles sont les indications immédiates que doit remplir l'anus artificiel ; mais il doit aussi, étant donnée sa permanence nécessaire, la durée prolongée pendant laquelle il doit être maintenu, il doit aussi rester perméable, largement ouvert ; il faut éviter qu'il puisse se rétrécir, il faut le garantir de rétraction cicatricielle qui souvent vient ramener le malade dans les conditions où il était lorsque le chirurgien l'a opéré.

D'une autre part, l'ouverture trop large a un inconvénient, la muqueuse si mobile de l'intestin peut venir faire hernie à travers l'orifice abdominal, et dès lors faire une saillie considérable, susceptible de s'ulcérer ; dans certains cas même, on a signalé une véritable invagination du bout hernié, avec adhérences des tuniques séreuses, et, par suite, non seulement irréductible, mais constituer un véritable étranglement pouvant amener des phénomènes graves d'obstruction secondaire.

Voyons quelle méthode emploie M. le professeur Verneuil pour remplir ces diverses indications; nous comparerons ensuite son procédé à celui que l'on faisait autrefois.

CHAPITRE II

NOUVEAU PROCÉDÉ DE M. LE PROFESSEUR VERNEUIL POUR L'ÉTABLISSEMENT DE L'ANUS ILIAQUE.

L'opération est divisée en quatre temps, sans compter quelques précautions préliminaires que l'on ne doit pas négliger.

Après avoir rasé et lavé soigneusement la région inguino-pubienne, le chirurgien se place à la gauche du malade. Celui-ci est couché sur le dos les jambes et les cuisses étendues, chloroformé, et dans la résolution, de façon à ce que les parois abdominales soient bien relâchées.

Le chirurgien trace alors sa ligne opératoire. M. Verneuil, dans sa leçon de la *Semaine médicale*, et M. Farabeuf, dans la description du procédé, indiquent, comme direction de l'incision, une ligne qui, partant de l'union du tiers externe avec les deux tiers internes de l'arcade de Fallope, se dirigeait vers l'ombilic, c'est-à-dire une ligne un peu plus oblique, mais analogue à la direction de l'artère iliaque externe. M. Verneuil se proposait ainsi de couper, perpendiculairement à leur direction, les fibres de l'aponévrose du grand oblique et les fibres musculaires du même muscle. C'est ainsi que nous avons vu opérer M. Verneuil dans quelques-unes des observations que nous rapportons. On éviterait ainsi sûrement le rétrécissement ultérieur de l'orifice abdominal, dont serait une cause la boutonnière musculo-aponévrotique formée par l'écartement des fibres du muscle.

Mais, et ceci nous n'osons l'affirmer, nous croyons que M. le professeur Verneuil a renoncé à cette direction très oblique de son incision et fait actuellement une incision s'éloignant seulement à angle aigu de l'arcade de Fallope, remontant sur l'abdomen, mais non au point d'être dirigée vers l'ombilic.

L'incision, d'après ce nouveau tracé, partirait de dedans en dehors et du haut en bas du tiers externe de l'arcade de Fallope à trois grands travers de doigt au-dessus de cette arcade, puis s'abaissant pour arriver obliquement à une distance de travers de doigt au-dessus de l'épine iliaque antéro-supérieure, présentant une longueur de 3 à 4 centimètres. Avec cette direction, les fibres de l'aponévrose et du grand oblique sont coupées, sinon transversalement, tout au moins obliquement, si surtout, avec le bistouri, on a soin de les sectionner et non de les écarter. Au-dessous du grand oblique, on incisera le petit oblique avec le bistouri, ou mieux, comme le conseille M. Verneuil, à petits coups avec la pince à disséquer et les ciseaux. Il en sera de même pour le transverse, le fascia transversalis, le tissu cellulo-graisseux, qui le double, et le péritoine que l'on incisera sur la sonde cannelée. Celui-ci sera immédiatement saisi par six pinces, formant couronne, une à chaque extrémité de l'incision de la séreuse, et deux sur chacun des bords. Celles-ci maintiennent l'ouverture péritonéale, et permettront, en l'empêchant de glisser, de faire facilement la suture péritonéo-intestinale. Avant l'incision du péritoine, il faut faire avec soin l'hémostase par torsion plutôt que par ligature.

Le premier temps est terminé, et cela facilement.

Le deuxième temps consiste dans la découverte et la traction de l'intestin en dehors. Le plus souvent la portion intestinale qui se présente à l'ouverture de l'abdomen est l'*S* iliaque. Il suffit de prendre, avec une pince, l'anse intestinale que l'on voit, de l'attirer et de reconnaître que l'on a bien affaire à l'*S* iliaque. Celui-ci est reconnaissable à ses appendices épiploïques, parfois d'une longueur démesurée; nous citons une observation où ils avaient plus de 4 centimètres et étaient de la grosseur du pouce, au point qu'ils pouvaient donner le change et faire croire que l'on avait affaire au grand épiploon lui-même. Outre les appendices, il est facile de reconnaître, à la surface de l'intestin, les bandes longitudinales qui n'existent que sur l'*S* iliaque.

Ces symptômes ne permettront pas d'hésiter longtemps. Il peut arriver que la première portion qui se présente soit de l'intestin grêle, il faudra peu de temps pour s'en apercevoir et la rentrer dans l'abdomen. Se reportant dès lors plus loin dans le sinus abdomino-iliaque on sera toujours sûr de rencontrer la portion d'intestin que l'on cherche.

« Il est plus difficile d'indiquer dans quelles propor-
« tions il faut hernier l'*S* iliaque. Je pense qu'il suffit
« de faire saillir au dehors les trois quarts de l'anse in-
« testinale, le bout restant qui correspond au méso-côlon

« servira à constituer l'éperon. On attire donc douce-
« ment l'intestin jusqu'à ce qu'il forme au-dessus du
« plan de la peau une saillie du volume de la moitié
« d'un œuf de poule, et, pour l'empêcher de rentrer dans
« l'abdomen, on le transfixe à sa base avec deux longues
« aiguilles à acupuncture, lesquelles, abandonnées à
« elles-mêmes, se posent sur la paroi du ventre et re-
« tiennent l'intestin jusqu'à l'achèvement des sutures. »
(Verneuil.)

Pendant le troisième temps, on fixe l'intestin. Ce troisième temps consiste à mettre une couronne de points de suture multipliés, aussi nombreux que possible, 15, 18, 20. L'aiguille, passant dans l'épaisseur des tuniques de l'intestin et non dans sa cavité, évitant de se charger ainsi de principes septiques avant de ressortir à travers la paroi abdominale. Il sera facile, grâce à la précaution que l'on a prise de maintenir le péritoine avec des pinces, d'adosser les deux séreuses, et de déterminer ainsi des adhérences solides et rapides.

Les points de suture seront des fils métalliques que l'on fixera en les contournant, suivant la méthode ordinaire, ou avec des boutons de porcelaine et des tubes de Galli, ainsi que le fait M. Verneuil pour les sutures des fistules vésico-vaginales.

A ce moment, les aiguilles à acupuncture qui maintenaient l'intestin ont été enlevées, il ne reste plus qu'à ouvrir l'intestin. Cette ouverture constitue le quatrième temps. Comme cette ouverture donne souvent lieu à un écoulement de sang assez abondant, que des artères circulant, nombreuses dans l'épaisseur des parois abdominales, peuvent être difficiles à saisir avec des pinces, M. Verneuil fait cette section avec le thermocautère chauffé au rouge sombre.

Pour éviter le rétrécissement ultérieur il ne faut pas se contenter de faire une incision à la paroi intestinale, il faut faire une véritable résection ; on enlève une portion de la paroi intestinale de la dimension à peu près d'une pièce de 1 franc.

Dès lors l'opération est terminée. Elle se fait rapidement, à peine cinq minutes pour l'exécution des deux premiers temps ; le troisième est le plus long à cause de la multiplicité des points de suture, quinze à vingt minutes à peu près.

Le pansement à faire est des plus simples : une simple compresse de tarlatane trempée dans la solution d'acide phénique ou de sublimé, laissant, par une ouverture centrale, le passage aux matiéres fécales. Du reste, il est rare que celles-ci fassent issue par l'orifice anormal dans les premières heures. Ce n'est généralement que le lendemain ou parfois le surlendemain que se fait l'écoulement des matières fécales. Le jour même de l'opération, quelques heures même après, le malade est soulagé, malgré cette absence d'issue de matières fécales, la sortie des gaz amène un soulagement immédiat.

Quant aux points de suture, ils tombent d'eux-mêmes au bout de quelques jours ; dans quelque cas, il a semblé bon de les ôter.

La simplicité et la facilité de l'opération de M. le professeur Verneuil n'ont pas besoin d'être relevées, la description seule en fait foi ; son innocuité n'est pas moins évidente. On évite tous les dangers d'hémorrhagie, la résection de l'intestin au thermocautère, la ligature ou la torsion des quelques petites artères qui peuvent se présenter sont autant de garanties contre ce danger.

Certains auteurs et en particulier Albert (de Vienne) et Maydl pratiquent la colotomie iliaque, mais redoutant les points de suture, ils se contentent d'ouvrir la paroi abdominale jusqu'à l'intestin, puis passant une mèche ou plutôt une bandelette de gaze iodoformée passée par la mésentère, ils fixent cet anse en dehors de l'abdomen ; au-dessus est fait un pansement antiseptique.

« J'ouvre l'intestin le quatrième ou cinquième jour à « la convexité pour évacuer le contenu ; l'anse intesti- « nale, formant une sorte de hernie, bourgeonne et, « quand la partie de l'intestin est solidement fixée dans « la plaie, je coupe la communication (l'éperon) des « deux bouts intestinaux, séparés maintenant tout à « fait.

« Pour fermer l'anus artificiel, j'employais un tube à « drainage fermé par un bouchon et fixé par une bande- « lette, serrant à la fois le tube contre le bouchon. L'idée « de M. Lannelongue (Petit. La gastrostomie) me guida « à fermer l'anus avec le ballon en caoutchouc. A l'ap- « pareil à deux boules, dont l'une fait une saillie tirail- « lée constamment par les vêtements, je préfère un seul « ballon avec un long tube. Tirant ce tube en dehors, on « presse le ballon (qu'on a introduit dans l'ouverture « vide et puis dilaté par l'insufflation) contre la paroi « abdominale et le fixe contre une pelote, mobile sur le « tube, avec un appareil quelconque ce qui empêche à la

« fois la sortie du liquide ou du gaz. L'extrémité infé-
« rieure n'a besoin d'aucune autre fermeture qu'un tam-
« pon ouaté.) (Maydl. Lettre à M. Reclus.)

Nous avons transcrit intégralement ce passage de la lettre de Maydl, nous reviendrons plus loin sur l'appareil beaucoup plus simple et plus pratique qu'a imaginé M. Verneuil.

La colotomie fut pratiquée par Maydl, sous les yeux d'Albert (de Vienne), vingt fois. Quant aux indications, on l'a exécutée quatorze fois à cause du cancer du rectum, deux fois à cause d'un cancer du côlon ascendant, une fois à cause d'un rétrécissement cicatriciel dans la courbure hépatique du côlon, une fois pour une communication du rectum avec la vessie et deux fois pour une atrésie congénitale.

La mortalité des vingt cas est en rapport avec la cause pour laquelle a été faite la colotomie. Les deux petits malades atteints d'atrésie congénitale sont morts, morts aussi les deux malades opérés pour le cancer du côlon descendant, et deux des quatorze cas pour cancer du rectum; mais Maydl ne dit pas quelle fut la cause de la mort.

Cette statistique est des plus encourageantes et nous verrons que, dans les cas que nous rapportons plus loin, nous sommes arrivé à des chiffres à peu près semblables.

Six malades sont morts et dans plusieurs cas l'opération ne peut être incriminée que d'une façon indirecte. Entre autres, dans un cas (obs. XII) on constata au cours de l'opération ce qu'il avait été impossible de diagnostiquer, une généralisation cancéreuse de l'intestin et du péritoine. Ce malade est mort, comme meurent tous les malades atteints de cancer généralisé, sur lesquels on fait une intervention quelque petite qu'elle soit. (Thèse Cerné, Paris, 1881).

Deux autres malades sont morts d'affections intercurrentes dans lesquelles l'opération n'a été pour rien. L'un a succombé aux suites d'une phlegmatia alba dolens, l'autre subitement, alors que tout assurait la guérison. L'autopsie n'a pu être faite et les causes de la mort sont restées inconnues.

Quinze malades ont guéri et les résultats de l'opération ont été des plus satisfaisants : plus de douleurs, plus d'épreintes, rétablissement des fonctions, l'appétit revenu et par suite l'embonpoint et les forces ; tels sont les bénéfices que les malades ont retiré de cette opération.

En résumé, si, aux 21 cas que nous rapportons, on ajoute les 14 cas de Maydl, on trouve, pour une série de 35 cas, 8 morts et 27 succès, soit une mortalité moindre de 24 0/0.

Si nous cherchons dans les statistiques publiées, nous voyons des résultats bien moins satisfaisants; mais, ainsi que nous l'avons dit dans l'introduction, ces statistiques sommaires, sans indications précises, n'ont pour nous qu'une valeur relative.

Dans (l'*Am. Journal of the méd. sc.*) d'octobre 1884, p. 422, nous trouvons des tableaux analytiques de 351 cas de colotomie par W. Ridgway Bath, sur lesquels 150 cas furent opérés pour cancer.

Succès	105
Insuccès	48
Inconnu	1

Méthode d'Amussat : 124 cas.

Succès	91
Insuccès	34

Méthode de Littre : 124 cas.

Succès	12
Insuccès	11

Méthode de Callisen : 4 insuccès.

1	malade survécut		3 semaines.
2	malades survécurent		1 mois.
3	malades survécurent de		1 à 2 mois.
7	—	—	3 à 6 mois.
15	—	—	6 à 1 an.
10	—	—	1 à 2 ans.
8	—	—	2 à 3 ans.
1	—	—	4 ans 1/2.

Malades en voie de guérison au moment où l'observation a été publiée.

4	entre le 1er et le	2e mois.
4	fin du	2e —
6	—	3e —
2	—	4e —
4	—	6e —
3	—	9e —
7	1 an.	
1	2 ans.	
1	3 ans.	

Dans cette statistique, il semblerait que l'anus de Littre donne de moius bons résultats que l'anus d'Amussat; or, il semble bien accrédité et prouvé en France qu'il n'en est pas ainsi ; dans les travaux de Peyrot, de Piéchaud, d'après aussi la lettre de Maydl, il semble bien démontré que l'anus de Littre est plutôt moins grave que l'anus de Callisen. Dans celui-ci il faut opérer à une grande profondeur, les points de repère sont peu précis, la recherche de l'intestin peut être longue et difficile ; enfin, les risques de blesser le péritoine sont très grands, puisque dans bon nombre de cas les chirurgiens les plus habiles ont lésé la séreuse.

CHAPITRE III

COMPARAISON DE L'ANCIENNE MÉTHODE AVEC LA NOUVELLE

Nous avons vu dans un chapitre précédent quelles étaient les causes des douleurs et des souffrances éprouvées par les malades atteints de rétrécissement cancéreux.

Nous avons vu que le contact des matières fécales avec le point ulcéré était une des causes principales de cette douleur. Dès lors, il fallait procéder comme le fait la nature dans les anus contre-nature dont la guérison spontanée est impossible, c'est-à-dire dans lesquels les matières intestinales ne peuvent passer du bout supérieur dans le bout inférieur, faire un éperon. Chez les malades atteints de rétrécissement du rectum auxquels on a fait un anus artificiel, le tube intestinal est divisé en deux segments distincts et qui jouent chacun leur rôle : le segment supérieur, le segment intermédiaire et le segment inférieur.

Du premier, nous nous occuperons tout à l'heure ; du dernier, nous n'avons rien à dire, il est occupé par le néoplasme et communique avec l'extérieur par l'anus normal. Mais il n'en est pas de même du segment intermédiaire. Celui-ci joue un rôle considérable. C'est lui que l'on doit obstruer complètement et vider parfaitement, non seulement des matières fécales qui peuvent y pénétrer, mais encore des sécrétions qui peuvent s'y produire.

M. le professeur Verneuil et M. Reclus avaient pensé à établir une sorte de drainage entre l'anus normal et l'anus artificiel, mais les tentatives faites sur le cadavre ont toujours été infructueuses, et les expériences n'ont pu être tentées sur le vivant, Si le fait avait pu se réaliser, on pourrait ainsi faire de grands lavages du bout intermédiaire et le débarrasser ainsi de toutes les mucosités et autres sécrétions qui peuvent le remplir.

D'autres auteurs reconnaissant ce même inconvénient, Martel, Billroth Gussenbauer, Pollosson tentèrent dans leur colotomie, consistant en ligature et suture du bout supérieur de la partie inférieure de l'intestin coupé et replongé dans la cavité abdominale, de remédier, mais en vain, à cet inconvénient. Ainsi que le fit remarquer M. Verneuil lorsque Pollosson, rapporta un fait semblable au Congrès des chirurgiens français, c'est enfermer les mucosités dans un cul-de-sac et leur interdire toute issue, c'est les maintenir indéfiniment en contact avec le rétrécissement, c'est aller à l'encontre du but que l'on se propose.

En effet, il ne suffit pas d'interdire l'entrée des matières fécales dans le segment intermédiaire, il faut encore pouvoir le débarrasser de ce qui l'encombre.

Le premier résultat sera obtenu par la formation de l'éperon. Grâce à la traction de l'intestin, grâce à la fixation solide à la paroi, M. Verneuil obtient une occlusion complète du segment intermédiaire et cela d'une façon immédiate, dès que que l'opérat on est terminée.

Maydl l'obtient bien aussi en transfixant le mésentère, mais l'opération en deux temps, à plusieurs jours d'intervalle, est un inconvénient et un inconvénient sérieux. Les malades que l'on opère souffrent généralement, et c'est leur imposer quatre à cinq jours de souffrance de plus, et puis l'opération se fait le plus souvent *in extremis*, et dans de telles conditions il n'est pas indifférent de donner issue aux matières quatre ou cinq jours plutôt.

Le rétrécissement ultérieur de l'anus contre nature est un des inconvénients auxquels il est plus difficile de remédier. Les auteurs ont cherché à dilater les orifices avec de la laminaire, avec des bougies, mais les résultats n'ont été que momentanés, et souvent l'on a été forcé de recourir à des débridements plus ou moins étendus pour maintenir la béance de l'orifice.

Pour parer à ces inconvénients, M. Verneuil fait son incision oblique ou perpendiculaire, s'adressant à la cause du rétrécissement, à la boutonnière musculo-aponévrotique ; il se met ainsi à l'abri de ce danger. Enfin, pour plus de sûreté, il ne se contente pas d'une colotomie, il fait une véritable colectomie réséquant une partie notable de la paroi intestinale.

A cela devrait s'ajouter un inconvénient, le prolapsus de la muqueuse. Nous avons vu comment Maydl cherchait à y remédier ; M. le professeur Verneuil, s'inspirant des divers appareils inventés autrefois pour détruire l'éperon des anus contre nature : mèche de Desault, croissant en ivoire ou en ébène de Dupuytren et de Richet, canule de Colombe, fit faire un appareil en caoutchouc souple qui, pénétrant dans les deux bouts de l'intestin, repousserait et maintiendrait ainsi l'intestin en prolapsus et en même temps obturerait l'orifice anormal.

L'appareil, construit par M. Galante, présente la forme suivante :

C'est une plaque de caoutchouc carrée ayant à peu près 5 centimètres de côté, du centre de laquelle s'élève une petite tige perpendiculaire à son plan, portant à son extrémité un cylindre en caoutchouc de 1 centimètre de diamètre et long de 10 centimètres à peu près. Ce cylindre est fixé en son milieu à la petite tige. On introduit chacune des moitiés du cylindre dans chacun des bouts de l'intestin, sa partie moyenne répondant à l'éperon, puis la plaque vient s'appliquer exactement sur l'orifice anal; on l'y fixe par une ceinture. Ainsi se trouve arrêté l'écoulement des matières et protégée la muqueuse intestinale. Cet appareil, mis à deux des malades de M. Verneuil, a été admirablement supporté et leur a permis d'aller et venir sans que qui que ce soit se doutât de leur infirmité.

ANCIEN PROCÉDÉ.

Observation I. (Thèse de Richard. Paris, 1875.)

Victoire Collinet, 27 ans. Le début de l'affection remonte au mois de juin 1873. Douleurs en allant à la selle, envies fréquentes, ténesme, etc.

Entre à l'hôtel-Dieu, le 18 novembre 1873, service de M. le professeur Richet. Le diagnostic de rétrécissement cancéreux est porté. L'anus artificiel est pratiqué. Procédé en deux temps. Soulagement considérable.

La malade sort de l'hôpital deux mois après. Morte au mois de novembre 1874.

Observation II. (Thèse de Richard.)

M. N..., 65 ans. Cancer du rectum, anus iliaque, procédé en deux temps pratiqué, le 29 mai 1875; soulagement immédiat, deux mois après la malade sort de l'hôpital. Etat général très bon. Prolapsus de la muqueuse, survie inconnue.

Observation III. (Thèse de Richard.)

Obecq, 34 ans, garçon d'hôtel, entre le 13 avril 1875 à l'Hôtel-Dieu, service de M. le professeur Richet. Le début de la maladie remonte à quinze mois, constipation opiniâtre, épreintes, etc.

L'anus artificiel fut pratiqné le 13 avril 1875, soulagement immédiat. Un mois après le malade peut se lever.

L'orifice artificiel tend à se rétrécir et les matières reprennent leur cours naturel, survie inconnue.

Observation IV. (Thèse de Richard.)

Chambald, 21 ans, entre à l'hôpital Lariboisière, le 19 septembre 1868, service de M. le professeur Verneuil. Cancer colloïde du rectum, anus de Littre, amélioration considérable.

1er décembre. Etat satisfaisant.

12 janvier. Rétrécissement cicatriciel de l'anus artificiel, agrandissement au bistouri.

Mort le 3 avril 1869, des progrès de la cachexie cancéreuse.

Observation V. (Thèse de Richard.)

Vrevin, 61 ans, très alcoolique, opéré le 29 juillet, meurt le lendemain de péritonite.

Observation VI.

Anus iliaque. Succès.

(Saxtorph de Copenhague. Cité dans la thèse de Piéchaud.)

Homme de 75 ans, opéré le 10 août 1882, pour un cancer du rectum. Constipation, épreintes, douleurs spontanées.

Toucher rectal: A peu de distance de l'orifice anal, tumeur dure, inégale, remplissant le rectum et laissant au centre seul un petit canal où il est impossible de faire pénétrer le doigt. Etat général assez bon.

10 août. Opération, anesthésie. Incision à gauche, comme pour ligature de l'artère iliaque, un peu au-dessus et parallèlement au ligament de Poupart. Incision couche par couche, péritoine compris. Epiploon et iléon se présentent dans la plaie, il faut agrandir l'incision pour introduire la main entière et attirer une anse de l'*S* iliaque qui est ensuite fixée par de nombreuses sutures à l'incision. Pansement de Lister.

Le 14. Pansement, tout va bien, pas de fièvre, état satisfaisant. Une suture étant trop tendue, on la coupe ; les autres ne sont pas touchées. M. Saxtorph enfonce un bistouri pointu dans l'intestin de manière à faire une petite plaie d'un demi-pouce de long, dont il ne sort que peu de matières, parce que le malade a été mis à la diète depuis l'opération; mais le lendemain les évacuations alvines ont commencé et, depuis lors, l'anus artificiel fonctionne bien : quelques matières liquides seules sortent par l'anus.

On fait porter au malade un obturateur en forme de brayer avec une large pelote, de sorte qu'il peut se lever et se promener sans souiller ses vêtements.

Les douleurs lancinantes n'ont point disparu. Le bénéfice retiré de l'opération est la suppression des phénomènes d'obstruction qui avaient lieu et tendaient à devenir plus graves chaque jour.

OBSERVATION VII. (Thèse de Piéchaud.)

Femme de 35 ans, épithélioma ano-rectale, très serré. Le professeur Lannelongue pratique la rectotomie linéaire. Un mois après, obstruction complète, établissement d'un anus abdominal sur la ligne médiane. L'incision faite, on trouve deux petits kystes de l'ovaire, ablation. Immédiatement après l'*S* iliaque est fixé à la plaie. La malade, très affaiblie, meurt au bout de 36 heures.

OBSERVATION VIII. Delens (Thèse de Piéchaud.)

Epithélioma du rectum, de l'anus et des ganglions inguinaux. Signes d'occlusion intestinale. Anus artificiel. Mort.

Femme de 72 ans. Opération le 24 juillet. Anus artificiel; dans la région de l'aine gauche. L'*S* iliaque se présente immédiatement. Six points de suture métallique. L'ouverture de l'*S* iliaque donna issue à de grandes quantités de matières fécales. Cessation des douleurs, amélioration momentanée, cependant mort, le 29 juillet, sans signes de péritonite, collapsus. Pas d'autopsie.

OBSERVATION IX (inédite).

(Due à l'obligeance du Dr Verchère, chef de clinique de la Faculté.)

Philomène F..., 35 ans, couturière, entre le 5 janvier 1883, salle Lisfranc, n° 30.

Cette malade présenta les premiers symptômes de son affection rectale, dix-huit mois avant son entrée. Depuis deux mois, ils s'aggravent, l'obstruction est presque complète, émaciation, grande faiblesse générale, ballonnement du ventre, extrémités froides, T. 35°,4 ; anus contre-nature par l'ancienne méthode sur l'*S* iliaque, évacuation des matières, seulement le deuxième jour. Le soir même de l'opération, T. 39°,2; le lendemain 36°,5 ; puis 37°,8, jusqu'au onzième jour. Ce jour 39°,4, pour reprendre de nouveau la température normale.

Dès le lendemain de l'opération, urines noires foncées, qui persistent pendant trois jours.

Dès le quatrième jour, évacuation normale par l'anus artificiel. Néanmoins, le soulagement a été immédiat le jour même de l'opération. Etat général meilleur. La malade sort le 2 août sans prolapsus et sans rétrécissement. Elle a engraissé et est dans un état bien meilleur qu'à son entrée.

OBSERVATION X (inédite).

(Due à l'obligeance de M. le professeur Verneuil.)

Mme S..., 35 ans, petite, chétive, migraineuse, rhumatismale, atteinte de cancer de l'anus et du rectum remontant au-dessus des limites du doigt ; envahissement et perforation de la cloison recto-vaginale, obstruction presque complète de l'intestin, douleurs vives, besoins continuels de défécation, amaigrissement, perte de l'appétit et du sommeil, état général très mauvais.

Opération dans les premiers jours d'octobre 1884, par l'ancien procédé; exécution très facile, point d'issue de matière. On sent avec le doigt, porté dans l'*S* iliaque, une grande quantité de cybales extrêmement dures, du volume d'une noix en moyenne et que l'on ne peut faire sortir par l'anus artificiel.

Soulagement immédiat, point d'accidents du côté du péritoine. Un peu d'inflammation locale, maintenue en respect par les pulvérisations phéniquées. Au bout de quelques jours, les matières, malgré les douches intestinales réitérées, n'étaient point encore sorties. Un purgatif léger en expulse quelques-unes ; mais le bout inférieur ne se dégage nullement et il est manifestement bondé de masses fécales.

L'orifice se rétrécit rapidement à ce point qu'il faut, au bout de six semaines, l'agrandir de nouveau. Alors commence l'évacuation d'une quantité énorme de boules formées par des matières durcies. Cela dure pendant plus de dix jours. Un prolapsus se forme, et depuis le bout inférieur ne reçoit plus rien du bout supérieur. Le soulagement est, de jour en jour, plus marqué et sauf la constipation opiniâtre et les inconvénients de la chute de l'intestin, la santé redevient bonne.

Elle reste telle pendant un an, alors se montre dans l'aine, et dans le sillon génito-crural un cordon lymphatique et une chaine de ganglions envahis par le cancer.

Cependant, la malade se nourrit passablement et peut sortir en voiture. Elle part pour Nice, en novembre 1885, plus d'un an après son opération. Rien ne fait craindre une issue fatale prochaine, car l'état général est certainement meilleur à la fin d'octobre 1885 qu'en octobre 1884.

Le prolapsus est maintenu par une plaque de caoutchouc et une pelote concave.

OBSERVATION XI (inédite).

(Due à l'obligeance de M. le Dr Kirmisson.)

Pécourt, (Adélaïde), 63 ans, entre le 16 avril 1884 à l'hôpital de la Pitié, service de M. le professeur Verneuil, salle Lisfranc, 24.

Cette malade, qui est sujette aux migraines, présente comme antécédents héréditaires importants, ce fait que son père est mort d'un cancer de l'estomac. On ne retrouve pas d'autres traces de diathèse arthritique chez ses autres parents.

Il y a dix-huit mois, cette femme a fait, dans un escalier, une chute sur la fesse gauche. Immédiatement, elle ressentit de vives douleurs dans l'abdomen. Dix jours après, une hémorrhagie anale s'est manifestée. Depuis ce moment, elle éprouve presque constamment de très violentes douleurs dans l'anus, douleurs qui se font sentir surtout la nuit. Le décubitus latéral seul soulage un peu la malade. Le sang est abondant dans les garde-robes. La défécation est très pénible à cause des souffrances qu'elle provoque. Inappétence, constipation opiniâtre. L'amaigrissement fait des progrès continuels depuis un an environ.

La malade entre le 10 avril 1884, dans le service de M. le professeur Verneuil, salle Lisfranc, n° 24. M. Kirmisson, qui remplaçait à ce moment M. Verneuil, pratiqua, le 16 avril, la colotomie dans la fosse iliaque gauche.

Incision classique parallèle à l'arcade de Fallope, à un travers de doigt au-dessus de cet arcade, dix-huit points de suture. Pansement de Lister, guérison rapide sans accident ; mais deux mois après l'orifice pratiqué à l'intestin s'étant considérablement rétréci, M. le professeur Verneuil dut pratiquer une deuxième opération pour agrandir l'orifice.

Peu de temps après, la malade sortait de l'hôpital, dans une situation très satisfaisante. Les forces sont en parties revenues, l'appétit est bon, les douleurs et les épreintes ont complètement cessé.

Etat actuel. — Nous devons à l'extrême obligeance de M. le professeur Verneuil d'avoir revu récemment cette malade, et nous avons pu constater qu'à l'heure actuelle, c'est-à-dire après dix-huit mois environ, l'excellent résultat de cette opération ne s'est pas démenti. La malade n'a nullement l'aspect cachectique. Son état général est très satisfaisant. L'anus artificiel fonctionne très bien. Il s'est cependant produit un prolapsus assez considérable de la muqueuse intestinale, maintenu, d'ailleurs, très facilement réduit par un bandage extrêmement simple, composé d'une éponge, fixée par une compresse et un bandage de corps.

Depuis quelque temps, la malade accuse des douleurs très violentes de l'anus. On constate la présence d'une petite tumeur hémorrhoïdaire de la grosseur d'un haricot, siégeant à la partie latérale droite de la marge de l'anus. Le sphincter est contracturé. L'introduction du doigt est difficile et extrêmement douloureuse.

Le cancer s'est étendu et menace de perforer la cloison vaginale.

Observation XII (inédite).

(Due à l'obligeance de M. le Dr Tuffier, ancien interne des hôpitaux et résumé d'une clinique de M. Verneuil.)

Cet homme avait été adressé au professeur Verneuil, dans le courant de l'année 1882, pour être débarrassé d'un cancer du rectum. La lésion remontant au-dessus du cul-de-sac péritonéal, et par conséquent l'extirpation étant impossible, M. Verneuil pratiqua la rectotomie linéaire. Le soulagement fut immédiat.

Quelque temps après, le malade sortait de l'hôpital, et, pendant trois mois, il se crut complètement gueri.

A cette époque, des phénomènes d'obstruction ont reparu, d'abord sous forme de constipation, puis les accidents se sont aggravés, et le malade vient nous retrouver avec des signes de coartaction très étroite du rectum. L'abdomen est ballonné, on sent de grosses masses fécales sur le trajet du côlon. La défécation est horriblement douloureuse.

L'exploration du rectum permet de constater que toute sa cavité est remplie d'énormes masses cancéreuses, qui rendaient même l'introduction du doigt très difficile. Une nouvelle rectotomie était donc impraticable. M. le professeur Verneuil se décide à pratiquer un anus artificiel d'après la méthode Littre, le 6 juin 1883 (salle Michon, n° 10).

Description de l'opération. — Incision de la paroi abdominale, parallèle à l'arcade crurale, et comprenant la moitié externe de l'arcade.

L'intestin est reconnu à ses appendices épiploïques et à ses bandelettes de fibres longitudinales. Il est saisi avec une pince et attiré au dehors où il est fixé avec deux longues aiguilles à acupuncture. Il est fixé à la paroi abdominale par une dizaine de points de suture. L'intestin est alors ouvert au thermocautère.

Au cours de l'opération, on vit l'intestin criblé d'un petit semis blanchâtre. Ces petites nodosités ne sont autres que du cancer généralisé. L'ouverture de l'intestin a livré passage à une grande quantité de matières fécales. Malgré cela le malade reste dans une adynamie profonde, et on sait que c'est ainsi que débute souvent la série des accidents qui emportent ces malades. On meurt, en effet, de deux façons bien différentes après l'établissement d'un anus contre nature. Tantôt les malades tombent dans une sorte de collapsus, dont ils ne se relèvent pas, et, après vingt-quatre heures, ils succombent. Tantôt ils meurent au bout de trois ou quatre jours, de péritonite septique.

Mais il y a, chez ce malade, une autre cause de mort. L'intestin était criblé de cancer. Or, les opérations pratiquées sur les malades atteints de néoplasmes profonds sont souvent mortelles.

Cet homme vomit constamment, la température s'élève, et, malgré cela, l'abdomen est peu douloureux autour de l'anus contre nature. Cet homme sera mort demain.

Autopsie. — Carcinome généralisé à tout l'intestin et au péritoine. De plus, noyaux volumineux dans le foie. Ces lésions ne pouvaient être prévues : il n'y avait ni ascite, ni ballonnement du ventre, ni ictère.

Réflexions. — L'évolution funeste des accidents a affecté une forme spéciale. Ce ne sont point les symptômes d'une péritonite généralisée qui ont apparu ici. C'est, au contraire, une sorte de collapsus dans lequel est tombé ce malade immédiatement après son opération. C'est ainsi que l'on voit généralement succomber les malades atteints de néoplasmes profonds. Malheusement ce diagnostic est difficile à poser. Cependant chaque fois que l'on a affaire à une tumeur abdominale, on doit toujours réserver le pronostic, car c'est cette région qui peut le plus facilement donner lieu à une erreur de diagnostic.

Observation XIII (inédite).

(Recueillie par le Dr Justin Lemaistre
et due à l'obligeance de M. Verneuil.)

D..., 44 ans, dans les derniers mois de l'année 1875 éprouva une certaine gêne en allant à la selle; besoins fréquents satisfaits incomplètement.

Au mois de mai 1876, glaires sanguinolentes; le 17 mai, hémorrhagie assez abondante ; selles difficiles, douloureuses.

Examen. — A environ 8 centimètres, on trouve dans le rectum une tumeur dure, bosselée; la partie supérieure n'est pas accessible. Cette tumeur adhère à la partie postérieure du rectum; non mobile; saigne difficilement.

Les mois suivants : douleurs plus vives, selles plus difficiles.

En octobre 1876, il est examiné par M. le professeur Verneuil qui juge l'opération radicale impraticable, et conseille de faire la rectotomie quand les selles deviendraient impossibles. Grâce à l'emploi d'une sonde œsophagienne avec laquelle on peut porter des lavements au-dessus de la tumeur et délayer les matières, l'opération peut être ajournée au mois de mars 1877.

Le toucher rectal permet de constater la présence de deux tumeurs bosselées occupant la partie supérieure de l'ampoule rectale et qui paraissent oblitérer le canal de l'intestin.

Le professeur Verneuil pratique la rectotomie linéaire au thermocautère. Les suites de l'opération furent simples et le soulagement immédiat. Le bénéfice de l'opération dura trois mois.

Le 21 juin 1877. Nouvelle rectotomie suivie d'une amélioration notable, mais qui ne dura qu'un mois.

Sur les conseils de M. le professeur Verneuil, on pratique un anus artificiel par la méthode de Littre, le 16 août 1877.

A ce moment le malade avait conservé les apparences de la santé. La miction se fait naturellement.

Opération. — Incision de 9 centimètres dans l'aine gauche, allant du milieu de l'arcade à l'épine iliaque antérieure et supérieure. Après avoir incisé les différentes couches de tissus sur la sonde cannelée, le péritoine est ouvert. Aussitôt une anse du gros intestin se présenta. Elle est fixée aux deux extrémités de la plaie par deux points de suture d'argent. Chaque lèvre de la plaie est réunie à l'anse intestinale par trois points de suture, en ayant soin d'embrasser dans le fil le péritoine pariétal. L'intestin est alors ouvert largement. Des gaz et quelques matières s'écoulèrent.

Pansement à l'eau phéniquée et application de glace.

Pas de fièvre, pas de réaction inflammatoire. Dès le soir, selle abondante.

Les fils furent enlevés successivement le quatrième jour. Ceux qui étaient placés aux angles de la plaie furent ôtés le neuvième jour.

Les selles s'établirent régulièrément par cet anus artificiel. Lorsque les matières étaient trop dures, le malade faisait des injections par le bout supérieur de l'intestin et s'en débarrassait ainsi facilement.

Les matières qui étaient dans le bout inférieur de l'intestin sortirent aussi par l'anus artificiel, mais seulement du quinzième au vingtième jour après l'opération. Elles étaient dures, calcifiées, entourées de glaires.

Tous les cinq à six jours le malade éprouvait le besoin d'aller à la selle et rendait par l'anus naturel des paquets de mucosités sanguinolentes.

Plus de douleurs expulsives. Soulagement considérable.

Il vécut un an après l'opération, et succomba le 22 août 1878 des progrès de la cachexie cancéreuse; la vessie avait été atteinte et on était obligé de le sonder; l'urine était sanguinolente.

Pendant l'année qui suivit l'opération, il fallut lutter contre la tendance au rétrécissement. On y remédia en introduisant, dans le bout supérieur de l'intestin, un gros morceau de laminaria, taillé en forme de clou, dont la tige était légèrement incurvée. Grâce à ce procédé on remédiait au renversement de la muqueuse.

La tête du clou, restée à l'extérieur, complétait l'occlusion de l'ouverture et empêchait les matières de sortir. Par dessus était appliquée une large éponge maintenue par des bandes de flanelle.

Début de l'affection, novembre 1875;

Premier examen du malade, juillet 1876;

Première rectotomie, 18 mars 1877;

Deuxième rectotomie, 21 juin 1877;

Opération, anus artificiel, 16 août 1877;

Mort, 21 août 1878.

NOUVEAU PROCÉDÉ

Observation XIV (inédite).

(Due à l'obligeance de M. A. Broca, interne des hôpitaux.)

Lion (Jean-Marie), âgé de 65 ans, jardinier, entré le 27 décembre 1884, salle Michon, nº 8 (hôpital de la Pitié), service de M. le professeur Verneuil.

Depuis de longues années ce malade se plaignait d'hémorrhoïdes. Il présente des varicosités sur les deux jambes. Il a conservé l'appétit; pas de vomissements ; le ventre est modérément ballonné.

Il se plaint d'élancements au niveau de l'anus et d'envies fréquentes d'aller à la selle. Il est forcé de se présenter à la garde-robe dix ou douze fois par jour, le plus souvent sans résultat. A la suite d'efforts violents et douloureux il rend quelques matières glaireuses, sanguinolentes.

Aucune douleur dans le bas-ventre.

Il n'y a pas d'hémorrhagie actuellement. Les écoulements de sang par l'anus étaient autrefois plus abondants lorsque le malade avait des hémorrhoïdes fluentes.

Par le toucher rectal, on sent une masse volumineuse et dure occupant le petit bassin presque tout entier. L'ampoule rectale est presque totalement envahie par le néoplasme. Dans l'intérieur de sa cavité on sent une série de saillies, les unes pédiculées, les autres sessiles, donnant à toute cette face interne de l'intestin un aspect irrégulier, fongueux. Quelques-unes des saillies pédiculées arrivent jusqu'au niveau de l'anus et peuvent être vues à certains moments.

Le 7 janvier 1885. L'opération de la colotomie iliaque est pratiquée. La chloroformisation est très aisée (le malade n'est nullement alcoolique).

Incision perpendiculaire à l'arcade de Fallope, partant de la jonction du tiers externe avec les deux tiers internes de cette arcade pour se diriger vers l'ombilic; longue de 5 centimètres environ. Pas de vaisseau à lier dans l'incision de la paroi. Le péritoine une fois ouvert, l'intestin grêle se présente à la plaie. M. Verneuil le refoule immédiatement, et introduisant l'index droit dans la cavité abdominale, attire aussitôt l'*S* iliaque, nettement reconnaissable à ses appendices épiploïques. Puis, cet intestin est embroché tout près de son bord mésentérique avec deux longues aiguilles qui maintiennent au dehors l'anse herniée; les bords de l'incision péritonéale sont fixés à l'aide de plusieurs pinces hémostatiques, et alors M. Verneuil fait, au chasse-fil, une couronne de sutures métalliques (fil d'argent) espacées de 3 à 4 millimètres. Puis, tout autour de la ligne des sutures et en avant d'elle, la paroi intestinale a été réséquee au thermo-cautère; malgré cela, il a fallu lier, à la partie supérieure, une artériole qui donnait un jet notable de sang. Cette excision une fois faite, on se touvait en présence d'une surface muqueuse, rouge, large comme une pièce de cinq francs, constituée par la face mésentérique de l'*S* iliaque. On y remarque, au-dessus et au-dessous d'une surface large d'environ 1 centimètre, deux fentes linéaires dans lesquelles on reconnaît, par l'introduction du doigt, les orifices du bout supérieur et du bout inférieur de l'intestin. (Pansement antiseptique ouvert : la plaie est recouverte de tarlatane imbibée d'eau phéniquée, et il sera fait deux pulvérisations phéniquées par jour, matin et soir.)

A quatre heures du soir, le malade va très bien. Il ressent à la plaie une douleur légère. Ne souffre pas du tout à l'anus, et ce matin encore souffrait « horriblement. » Aucune réaction fébrile. Pas de céphalalgie. Pas de vomissements. T. 37°,6.

Le 8 janvier. — Va bien; seulement langue un peu sèche. Pas de selles. (Bouillon.) T. M., 37°,8. T. S. 37°,5.

Le 9. La nuit dernière le malade a rendu quelques matières, peu abondantes, par l'anus. A légèrement souffert au fondement. T. M., 37. T. S., 37°,4.

Le 10. Pas de selles par l'anus iliaque. Ventre souple, indolent. Aucune rougeur à la paroi abdominale. T. M., 36°,8. T. S., 38°.

Dans la journée, les matières commencent à paraître au bout supérieur de l'anus iliaque. Sont assez liquides.

Le 13, matin. Légère élévation de température; un peu de douleur à la racine de la cuisse gauche. Un peu d'œdème de tout le membre. M. Verneuil diagnostique une *phlegmatia alba dolens*. T. M., 37°,9. T. S., 38°,8.

Le 15. A eu hier une fièvre assez intense matin et soir. Ce matin le malade va mieux. Le ventre est absolument souple et indolent. T. M. 37°,9. S. 38°,8.

Le 16. Hier soir, forte élévation de température (39°), pas de frisson, pas de céphalalgie. Langue bonne. Au-dessous et en dehors de la plaie, la peau de l'abdomen présente une rougeur et un empâtement diffus, ne se limitant pas par un rebord. M. Verneuil pratique au bistouri une petite ponction au niveau du point empâté et on vit quelques gouttelettes de pus se mélanger au sang qui s'écoule. La fièvre persiste le 16 au soir (39°).

Le 17, matin. Défervescence (37°,6). Le soir, fièvre intense (40°), sans frisson.

Le 18. Ce matin, il y a autour de la plaie plusieurs petites plaques érythémateuses, peu rouges, mamelonnées. Une d'entre elles plus large occupe l'ombilic. T. M. 38°,6; S. 40°,2.

Les jours suivants, la fièvre a persisté. L'œdème du membre

inférieur gauche s'est progressivement accru, est peu à peu remonté à la fesse, à la région inguino-abdominale. La fesse et le pli de l'aine sont rouges, tendus, douloureux à la pression.

Le 21. Il y avait un léger œdème à la face interne de la jambe droite.

Le 25. Quelques douleurs dans le bras droit, où l'on ne constate cependant aucun œdème. La langue est devenue très sèche le malade n'a pas d'appétit, il avale difficilement. Il maigrit et se cachectise notablement, mais conserve toute sa lucidité d'esprit.

Le 29, début d'eschares au sacrum. La fièvre persiste, ainsi que la rougeur et l'empâtement de la région inguinale et de la fesse.

Mort, sans aucune agitation le 6 février à 4 heures du matin.

Depuis le 10 janvier jusqu'au 6 février, l'anus iliaque a parfaitement fonctionné. Chaque fois que l'on changeait la compresse de tarlatane phéniquée, on voyait au bout supérieur un petit bol fécal, de consistance normale. Quant au bout inférieur, la compresse présentait constamment à son niveau une petite masse de mucus incolore, séparée par un espace sec répondant à l'éperon, de la tache fécale du bout supérieur. L'éperon, en effet, avait conservé toute sa netteté et constituait une barrière entre les deux bouts de l'intestin.

Autopsie pratiquee le 7 février à 10 heures du matin. — Le *foie et les reins* sont sains. Les *poumons* présentent un peu de congestion hypostatique, mais surtout les deux cavités pleurales sont à peu près complètement oblitérées par des adhérences absolument sèches, mais faciles à détacher. *Pas trace de péritonite.* Aucun organe ne présente de noyaux cancéreux secondaires.

La dissection de la racine de la cuisse gauche a montré le tissu cellulaire sous-cutané, considérablement épaissi. Mais, malgré la rougeur et l'apparence phlegmoneuse constatées sur le vivant, il y a infiltration simple de sérosité, sans aucune suppuration. La veine fémorale est remplie par un caillot qui se prolonge dans la veine iliaque externe sans gagner la veine iliaque du côté opposé. Les veines collatérales, et en particulier la circonflexe fémorale antérieure, sont oblitérées sur une étendue de quelques centimètres à partir du tronc veineux principal. La même disposition existe pour l'artère circonflexe iliaque et pour l'artère épigastrique dont la partie périphérique est absolument indemne de toute coagulation. Le caillot des veines iliaques et fémorale est consistant dans ses couches superficielles, le centre est ramolli, d'aspect puriforme.

Description de l'anus iliaque. — La réunion est fort bien opérée extérieurement. Si on regarde la face interne, on voit d'abord qu'un repli péritonéal, en forme de bride à concavité supérieure, part à peu près du promontoire pour aller se terminer entre les deux bouts de l'intestin, au niveau, par conséquent, de l'éperon. Au niveau de la plaie il est impossible de voir une ligne de démarcation entre le péritoine pariétal et le péritoine viscéral; la réunion s'est faite sans aucune inflammation, le péritoine est parfaitement lisse, ne présente aucun exsudat. En bas, un orifice existe entre le péritoine pariétal et la bride précédemment décrite, constituée par le mésocôlon iliaque, en sorte qu'avec le doigt on peut faire tout le tour de l'anus artificiel. Toutes les anses voisines sont parfaitement mobiles. Le bout supérieur du gros intestin présente de place en place des bols fécaux. Dans le bout inférieur il y a une matière molle, brunâtre, un peu visqueuse, remplissant l'espace compris entre l'anus artificiel et le néoplasme. Là, le calibre du rectum est considérablement rétréci. L'épithélioma, ulcéré dans toute son étendue, fait tout le tour de l'intestin et remonte au-dessus des culs-de-sac péritonéaux. Les ganglions lombaires sont un peu volumineux et indurés.

Observation XV (personnelle).

M. X., âgé de 50 ans, bien portant en apparence, vint consulter, au mois de novembre dernier, M. le professeur Verneuil. Le toucher rectal fit reconnaître la présence d'un rétrécissement cancéreux, remontant trop haut pour que l'extirpation fût possible. Comme à cette époque les douleurs étaient peu vives et les phénomènes de rétention stercorale peu accentués, M. Verneuil recommanda des lavages de l'intestin, le passage d'une grosse sonde...

Le malade se trouva bien pendant quelque temps; mais peu à peu le rétrécissement s'accentua, et ces soins devinrent insuffisants. Les envies d'aller à la selle devinrent très fréquentes, quinze à vingt fois par jour; les douleurs d'expulsion excessivement violentes; la vie lui était devenue à charge.

L'opération fut décidée et pratiquée, le 6 juillet, à la maison de santé des Frères Saint-Jean-de-Dieu, par le professeur Verneuil, assisté de M. Reclus et de M. le Dr Havage, médecin du malade.

Opération. — La chloroformisation se fait très bien. M. le professeur Verneuil pratique dans la région iliaque gauche une incision de 4 cent. environ, partant de l'union du 1/3 externe de l'arcade crurale avec les 2/3 internes, à deux travers de doigt au-dessus et parallèle à cette arcade, les fibres de l'aponévrose et du grand oblique sont coupées ainsi que le petit oblique, le transverse et le fascia transversalis. En arrivant sur le péritoine, une artère assez volumineuse donne un jet de sang qu'une ligature arrête immédiatement. Sitôt le péritoine coupé, l'S iliaque s'offre lui-même à la vue. Quatre pinces sont placées, destinées à fixer le péritoine aux angles de l'incision.

L'*S* iliaque est alors saisi et attiré au dehors. Cette portion herniée, environ les 3/4 de l'anse intestinale est maintenue en place par deux longues aiguilles à acupuncture qui la transfixent à sa base, et l'on procède aux sutures.

Une couronne des suture métalliques espacées les unes des autres d'environ 1 cent. sont faites avec l'aiguille de Reverdin, et fixées avec des boutons de nacre et des coulants de plomb. Au fur et à mesure, on retire les pinces hémostatiques et les aiguilles à acupuncture.

L'intestin est alors réséqué au thermo-cautère chauffé au rouge sombre, et à 3 ou 4 millim. en dehors de la ligne des sutures. Une petite artériole donne du sang. On place un fil à ligature. A l'ouverture de l'intestin quelques matières molles apparaissent.

Pansement. — Il consiste en une éponge trempée dans une solution phéniquée forte, une toile imperméable, une couche de ouate et le tout maintenu par un bandage de corps.

Le soir, le malade est visité par M. Reclus. Pas de fièvre. La plaie est un peu douloureuse. Piqûre de morphine.

Le 8 juillet. Douleurs assez vives au niveau de la plaie. La nuit a été un peu agitée. Aucune envie de vomir.

Le soir, le pansement est renouvelé. Léger érythème. Pansement avec la solution de sublimé au 1/1000.

Le 9. Plus de douleurs. Légère teinte érythémateuse autour de la plaie. Pansement sublimé au 1/3000.

Depuis l'opération, les envies fréquentes d'aller à la selle ont disparu. Plus d'épreintes. Pendant quelques jours l'état du malade est excellent.

Le 12. Quelques matières sont rendues par l'anus artificiel. Les adhérences de l'intestin à la paroi abdominale sont suffisantes, et M. Verneuil ordonne de purger légèrement le malade.

Les jours suivants aucunes complications ne surviennent,

l'anus artificiel fonctionnait très bien. Plus de douleurs, plus de tenesme. Tout faisait espérer une prompte guérison, lorsque, le 17 juillet, l'infirmier-chef, visitant le malade à cinq heures du soir, remarqua qu'il avait les yeux hagards, la parole brève, qu'il délirait quelque peu. A sept heures il était mort sans convulsion, sans paralysie, sans avoir présenté aucun phénomène qui puisse faire connaître la cause de la mort. L'autopsie n'a pu être faite.

Observation XVI (inédite).

(Due à l'obligeance de M. Kirmisson.)

M. X... (73 ans) est venu consulter M. Kirmisson au mois d'octobre 1883, se plaignant de besoins très fréquents d'aller à la selle, besoins qui n'étaient suivis que de l'évacuation de quelques matières dures et en petite quantité. Il y avait quelquefois un peu de sang dans les garde-robes.

Le toucher rectal permet de constater la présence d'une tumeur épithéliale siégeant assez haut dans le rectum, pour que l'on ait quelque peine à l'atteindre avec l'extrémité du doigt. Il y avait environ six mois que ces accidents avaient débuté lorsqu'il vint consulter un chirurgien.

M. Kirmisson conseilla tout d'abord un traitement médical consistant en laxatifs (eau de Janos tous les deux jours), petits lavements pour nettoyer le bout inférieur, car les lavements n'étaient pas gardés; suppositoires belladonés pour calmer le ténesme, etc.

Grâce à ces divers moyens, on réussit à maintenir, pendant dix-huit mois, ce malade dans un état de santé assez satisfaisant, c'est-à-dire jusqu'au mois de février 1885. Jamais il n'y eut de phénomène d'obstruction. Mais le ténesme rectal, les besoins d'aller à la garde-robe devinrent de plus en plus fréquents; le malade était obligé de se présenter vingt ou vingt-cinq fois par jour à la garde-robe et de se lever souvent la nuit pour satisfaire ses besoins. Enfin, un nouveau phénomène se montra, c'est l'hémorrhagie qui devint de plus en plus abondante.

Le 28 février. Une hémorrhagie formidable se produisit M. Kirmisson, appelé en toute hâte, trouva le malade absolument exsangue, et, à côté de lui, un bassin renfermant environ un litre de sang. Le tamponnement du rectum fut pratiqué immédiatement et laissé en place jusqu'au lendemain matin. Ce procédé réussit à arrêter le sang. Mais bientôt survinrent de nouvelles hémorrhagies, moins abondantes, à la vérité, mais épuisant le malade par leur répétition incessante. Aussi, M. Kirmisson propose-t-il l'opération de l'anus artificiel, qui, après beaucoup d'hésitation, fut acceptée par le malade et pratiquée le 2 avril 1885.

Opération. — Chloroforme. Incision parallèle à l'arcade de Fallope dans la fosse iliaque gauche, un travers de doigt audessus.

A peine le péritoine est-il ouvert que l'on tombe immédiatement, et sans aucune recherche, sur l'*S* iliaque, reconnaissable à ses franges épiploïques et à ses fibres longitudinales. L'intestin est attiré au dehors en forme d'anse, d'après le procédé de M. le professeur Verneuil, pour former un éperon, et fut fixé à la plaie cutanée par 16 points de suture. L'ouverture de l'intestin fut pratiquée ensuite au thermocautère, en reséquant la partie la plus saillante de ses parois. L'ouverture ainsi faite mesurait environ trois centimètres de longueur.

Pansement phéniqué. Il ne se produisit aucun incident du côté de la plaie qui guérit complètement par première intention, sans trace de suppuration. Il n'y eut pas non plus, un seul instant, la moindre sensibilité du ventre.

Le sixième jour, les garde-robes sont provoquées par l'eau

de Janos, et, à partir de ce moment, le cours des selles s'est établi d'une manière régulière par l'anus contre nature.

La seule complication a été une congestion pulmonaire intense qui, survenue le deuxième jour après l'opération, n'a pas été sans causer de vives inquiétudes.

Depuis le moment de l'opération, les envies fréquentes d'aller à la selle et les douleurs violentes qui les accompagnent ont totalement disparu. L'anus artificiel a toujours fonctionné de la façon la plus satisfaisante. Le malade a tous les deux jours des garde-robes qui se produisent régulièrement dans la matinée. Pendant le reste du temps, il peut aller, venir, faire même des courses assez longues, sans porter aucun appareil, les différents modèles proposés et essayés déterminant des douleurs qui ont forcé le malade à renoncer à leur usage. Le prolapsus de la muqueuse est d'ailleurs modéré.

Pendant un certain temps, le malade a fait, dans le bout inférieur, des lavages dont le liquide ressortait par l'anus en entraînant une certaine quantité de matières, de mucosités qui séjournaient depuis longtemps au-dessus du rétrécissement. Mais, depuis le milieu d'octobre environ, l'eau des lavages ne peut plus ressortir par l'anus, le rétrécissement étant devenu très étroit, ce qui justifierait encore, si besoin en était, l'opération chirurgicale entreprise. Malgré ce dernier détail, la santé générale reste très satisfaisante. Le malade a repris des forces et même un certain degré d'embonpoint. L'appétit est très bon, très regulier ; en un mot, le malade se félicite fort de l'opération qu'il a subie.

Observation XVII (inédite ; personnelle).

La nommée Br... (Laure), artiste dramatique, 33 ans, est entrée le 27 juin 1885 à l'hôpital de la Pitié, salle Lisfranc, n° 17, service de M. le professeur Verneuil.

La mère de cette malade est morte d'une maladie de cœur, elle avait eu un polype de l'anus opéré par Huguier. Son père est mort d'un transport au cerveau à 33 ans.

Le début de son affection remontait, suivant elle, à 1882. Après une grossesse pénible, le fondement était sorti. A ce moment, elle accoucha avec forceps. Trois mois après l'accouchement, elle fut atteinte de pertes abondantes, constituées par des flueurs blanches, sans odeur.

Un médecin, à Sébastopol, où se trouvait alors la malade, lui dit qu'elle avait un ulcère de la matrice et elle subit une série de cautérisations pour cet ulcère, puis bientôt, étant à Galatz, des médecins, qui l'examinèrent, lui dirent qu'elle avait un polype. Les pertes exhalaient alors une odeur fétide, repoussante. On l'endormit et on enleva, d'après ce que dirent les médecins qui l'opérèrent, un polype, avec l'écraseur, au mois de mars 1883.

Les pertes continuèrent malgré l'opération, c'étaient des glaires et du sang ; elles étaient abondantes, mais n'avaient plus d'odeur.

En décembre, elle entra à l'hôpital d'Odessa; les pertes sanguines étaient très abondantes; elle resta deux mois à l'hôpital; là encore elle subit une opération, un médecin coupa *quelque chose* et « l'enleva avec des pinces ».

En 1884, à Marseille, elle subit deux fois le curage du col de l'utérus qui a amené un grand soulagement. Les pertes sanguines ont cessé, mais les pertes séro-sanguinolentes reprennent de nouveau et sont derechef fétides. A ce moment, elle commença à ressentir des difficultés pour aller à la selle ; les matières ne passaient que difficilement et au prix de violents efforts.

Il y a quatre mois, une tumeur irrégulière, bosselée, que la malade appelle des hémorrhoïdes, apparaît au fondement; puis, vers la même époque, en s'administrant un lavement, elle s'aperçut d'une communication anormale du rectum avec le vagin.

Dès lors, les douleurs pour aller à la selle devinrent intolérables. Des semaines entières la malade restait sans pouvoir donner issue à aucune matière fécale. Les douleurs étaient tellement vives qu'elles arrachaient des cris à la malade. Les épreintes étaient terriblement douloureuses, accompagnées d'un ténesme presque continuel; les envies d'aller à la selle étaient continuelles.

A Bordeaux, M. Lannelongue lui fait la rectotomie linéaire, il y a six mois. Dès ce moment, les selles ont repris leur cours et le soulagement a été très marqué pendant quelques mois.

Mais, depuis deux mois, malgré les purgations répétées qui, dans les premiers temps, avaient facilité les garde-robes, la rétention des fèces et les troubles fonctionnels dus à cette rétention s'accentuent de jour en jour. L'état général est modifié, la malade est pâle, amaigrie, l'appétit a en grande partie disparu.

La malade entre à l'hôpital; on trouve une énorme tumeur épithéliomateuse occupant l'utérus, le vagin tout entier, la paroi postérieure de la vessie, la vulve, la paroi antérieure du rectum, l'orifice anal; tout le petit bassin antérieur est occupé par la tumeur. Les ganglions inguinaux sont doublés de volume, durs et envahis par le néoplasme; les douleurs sont vives et à peine calmées par la morphine. La malade se plaint surtout de ses « hémorrhoïdes ». Le ventre est ballonné, météorisé.

Le 17 juillet, M. Verneuil fait l'anus iliaque. Incision oblique. Traction de l'intestin. 14 points de suture avec le fil d'argent et les tubes de Galli écrasés.

Dès le jour même, le ventre est dégonflé, grand soulagement. Les matières fécales ne prennent leur cours par l'anus artificiel qu'au bout de huit ou dix jours. Quelques crises de ténesme ont persisté, malgré l'établissement de l'ouverture anormale. Les purgatifs ont été nécessaires pour amener l'issue des matières fécales dures et anciennes, amassées dans l'intestin.

Les injections de morphine sont faites en abondance.

Pendant le mois d'août, l'amélioration s'accentue, les douleurs disparaissent, la malade est moins torturée. Elle reprend un peu de gaieté et dit « qu'on lui a sauvé la vie en faisant l'anus artificiel ».

Mais, pendant ce temps, le néoplasme fait malheureusement des progrès ; les ganglions du pli de l'aine augmentent de volume chaque jour, et, par compression, déterminent de l'œdème des membres inférieurs. Celui-ci est heureusement combattu par la position élevée du membre inférieur.

Vers le milieu d'octobre, la malade, très amaigrie, jaune cireux, est enchantée de son état; grâce à la morphine et à l'anus contre-nature, elle ne ressent plus de douleurs. Elle se fait jusqu'à 10 et 15 piqûres de morphine par jour. L'anus fonctionne très bien, il n'y a pas de prolapsus de la muqueuse, pas de tendance à l'invagination. La malade tient elle-même son anus artificiel d'une propreté rigoureuse.

Le 25 octobre, des piqûres de morphine ont déterminé en plusieurs endroits des abcès, quelques-uns assez volumineux. Ils s'ouvrent d'eux-même et quelques-uns laissent une ulcération de mauvaise nature. Les cuisses sont indurées par les multiples piqûres que s'est faite la malade.

En somme, grâce à l'anus contre-nature, la malade bénéficie de quatre mois sans douleur, avec un épouvantable cancer de tout le petit bassin, ayant envahi l'utérus, la vessie, le vagin, la vulve, la cloison recto-vaginale, le rectum et l'anus.

La malade est encore dans les salles et peut vivre encore un temps indéterminé.

Observation XVIII (inédite; personnelle).

Le nommé Dur... (Auguste), serrurier, âgé de 71 ans, entre, le 27 février 1885, à l'hôpital de la Pitié, salle Michon, n° 50. Service de M. le professeur Verneuil.

Dans ses antécédents héréditaires on ne trouve aucune affection analogue à celle qui l'amène à l'hôpital. Son père est mort très âgé et sa mère est morte d'accident.

Depuis longtemps il est atteint de rhumatisme chronique : les articulations des doigts sont légèrement déformées, les genoux et les hanches font percevoir des craquements nombreux. Il a porté des varices aux membres inférieurs. Déviation marquée des deux gros orteils et oignons. Il a autrefois été traité pour des hémorrhoïdes. C'est un arthritique avéré.

Il y a un an à peu près qu'il s'est aperçu de son affection rectale. Il eut à cette époque une hémorrhagie abondante. Depuis ce moment sont apparues des douleurs revenant par crises assez violentes; elles s'étendent vers le périnée et s'irradient vers la verge. Lorsque les douleurs surviennent elles s'accompagnent d'envies impérieuses d'aller à la selle. Le malade se présente à la garde-robe huit ou dix fois par jour. Les efforts les plus violents n'amènent que quelques matières peu abondantes, la plupart du temps une sorte de liquide filant, glutineux. De temps en temps il y a un léger écoulement de sang au moment des garde-robes.

L'état général est satisfaisant. Il n'y a pas de ballonnements du ventre, ni de coliques.

Au toucher rectal, on trouve un rétrécissement à 7 millimètres à peu près de l'anus, rétrécissement occupant tout le pourtour du rectum. Infiltration dure des parois. Irrégularités, saillies, dépressions. Le diagnostic ne peut être douteux. La masse occupe une hauteur telle qu'on ne peut pas, en pénétrant avec force dans le rétrécissement, trouver sa limite supérieure. Il est dès lors démontré que la rectotomie et, à plus forte raison, l'ablation du rectum est impossible.

L'anus contre-nature est proposé et accepté.

Opération. — Le 4 novembre 1885. Incision au niveau du tiers externe de l'arcade crurale à un travers de doigt au-dessus de l'arcade, longue de 3 à 4 centimètres. Elle se dirige obliquement au point de départ vers l'ombilic. L'incision de l'abdomen est faite couche par couche et aussitôt le péritoine incisé, on arrive sur l'*S* iliaque. Celui-ci n'est nullement distendu par les matières fécales. Les bandes longitudinales et les appendices épiploïques sont facilement reconnus. On tire l'intestin au dehors et on le fixe provisoirement avec deux longues aiguilles à acupuncture. La suture est faite au fil d'argent, treize points sont posés sur tout le pourtour de l'anse attirée et fixée en ayant soin de prendre dans le fil le péritoine pariétal. Résection de la paroi intestinale, large comme une pièce de deux francs, au thermocautère. Quelques petites artères sont liées. On voit traversant l'incision l'éperon formé par l'adossement des deux parois intestinales, séparant d'une façon distincte les deux bouts l'un de l'autre.

Le jour même de l'opération, amélioration notable, le malade ressent un véritable bien être de l'intervention, malgré l'absence totale de toute issue de matière fécale. Les envies d'aller à la selle sont moins fréquentes, les douleurs au niveau du rectum ont en grande partie disparu. La température reste normale.

Le 9 mars. Rougeur diffuse autour de l'anus artificiel, qui s'étend en s'effaçant vers la partie supérieure de l'abdomen, sans atteindre pourtant les fausses côtes.

Le 10. On s'aperçoit d'un léger œdème existant à la périphérie, La température est un peu plus élevée depuis deux jours. Au niveau où il existe de l'œdème on constate de la fluctuation. Douleur vive à la pression. Il existe évidemment un phlegmon suppuré à ce niveau.

Le 11. Le malade est endormi et, avec le thermocautère, M. Verneuil fait un débridement donnant issue à une grande quantité de pus. Un drain est passé et on fait un lavage minutieux de toute la cavité suppurée.

Dès le 13, la température est revenue à la normale et ne la quitte plus.

Depuis ce moment l'amélioration amenée par la présence de l'anus artificiel est de plus en plus marquée. L'écoulement des matières se fait bien ; le malade n'est plus tourmenté par ses douleurs et ses envies fréquentes d'aller à la selle.

Il sort le 10 avril 1885. Son anus fonctionne bien et l'état général est bien meilleur.

Revu en parfaite santé, l'anus fonctionnant bien, en septembre 1885.

Observation XIX (inédite; personnelle).

Le nommé Sang.. (Claude), garçon d'office, âgé de 48 ans, est entré le 10 juillet 1885 à l'hôpital de la Pitié, salle Michon, nº 52, service de M. le professeur Verneuil.

Le père de ce malade est mort à 32 ans d'un flux de sang ; sa mère est morte à 60 ans, de maux d'estomac ; ses frères se portent bien.

Sa santé antérieure a toujours été excellente, jamais il n'eut de douleurs, jamais aucun phénomène morbide du côté des articulations. Son estomac fonctionnait merveilleusement, les digestions étaient faciles, non douloureuses. Dans sa jeunesse il eut beaucoup de maux de tête, jamais d'hémorrhoïdes ni de varices.

L'affection qui l'amène actuellement à l'hôpital a débuté il y a un an à peu près. A ce moment, il était forcé de se présenter un grand nombre de fois à la garde-robe. La nuit et le jour ses envies fréquentes se montraient aussi impérieuses. Il entre à cette époque à l'Hôtel-Dieu dans le service de M. Germain Sée. Il resta ainsi six mois, on lui passait des bougies. Il y a un an, il eut une hémorrhagie très abondante, chaque fois qu'il allait à la selle, il perdait une certaine quantité de sang. Les douleurs étaient alors peu intenses.

Mais il y a six mois celles-ci apparurent continues avec des exacerbations. Elles s'accompagnèrent bientôt de rétention des matières fécales : le ventre fut ballonné ; quelques coliques sourdes persistaient constamment. Pas de vomissements. L'appétit était totalement perdu. Le malade était pâle, jaune. La diarrhée était continue et, malgré le bismuth et le diascordium, impossible à maîtriser.

Au moment de l'entrée à l'hôpital il va de douze à quinze fois à la selle par jour et presque toujours sans résultat.

Au toucher rectal on trouve un épithélioma occupant la moitié supérieure de l'ampoule rectale remontant haut et permettant l'introduction de la pulpe du médius.

Pendant quelque temps on essaie la dilatation avec la série des bougies rectales, mais ce moyen n'a bientôt plus aucun résultat, la dilatation ne se fait pas. Les douleurs augmentent d'intensité, les envies d'aller à la selle sont de plus en plus fréquentes et l'on se décide à faire l'anus iliaque.

L'opération est faite le 11 septembre 1885 par M. le Dr Verchère, chef de clinique. Le malade est endormi. Incision de cinq à six centimètres à deux grands travers de doigt de l'arcade de Fallope, oblique de façon à se terminer à 6 centimètres à peu près au-dessous de l'épine iliaque antéro-supérieure. Incision de la peau, au tissu cellulaire, de l'épaisseur du grand oblique et du transverse directement avec le bistouri sans sonde cannelée. Les fibres musculaires sont incisées et non écartées. Le fascia transversalis et le péritoine pariétal sont incisés sur la sonde cannelée. Une série de pinces en couronne est fixée sur la séreuse.

Dès l'ouverture du péritoine se montre au centre de l'incision un appendice épiploïque tellement long et tellement volumineux qu'à première vue on croirait avoir affaire au grand épiploon. En le tirant au dehors, il amène l'*S* iliaque qu'il est facile de reconnaître à ses bandes longitudinales et aux nombreux et volumineux appendices épiploïques dnnt il est muni. Ceux-ci sont tellement gros qu'ils gênent pour faire les points de suture.

L'intestin attiré est fixé par deux broches à tête de verre; quinze à dix-huit points de suture au crin de Florence fixent l'intestin en ayant soin de prendre le péritoine pariétal dans chacun des points; manœuvre rendue facile par la couronne de pinces à demeure sur le bord de l'incision péritonéale.

Les appendices épiploïques placés sur l'anse herniée sont liés à leur base et coupés.

Résection au thermo-cautère d'une rondelle d'intestin grande comme une pièce de deux francs. L'éperon est manifestement visible perpendiculairement à l'incision.

Le 12, le malade est soulagé, mais il persiste encore quelques symptômes de ténesme. On introduit alors une sonde en caoutchouc rouge dans le bout intermédiaire et on y fait passer un grand courant d'eau phéniquée faible pour en chasser toutes les mucosités ou les matières qui pourraient encore y séjourner.

Le 20. On aperçoit, sortant du bout inférieur par l'anus artificiel, un polype mou, longuement pédiculé et inséré par son long pédicule à 2 centimètres de l'anus artificiel sur la paroi antérieure profonde de l'S iliaque. En mettant le doigt dans le bout intermédiaire on ne trouve pas d'autre production semblable. Après avoir jeté une ligature sur le pédicule, il est réséqué. Il sera examiné au microscope, mais tout fait supposer que l'on a affaire à une végétation de même nature que la tumeur rectale.

Le 25. Le malade pâlit un peu. Néanmoins l'anus artificiel fonctionne bien. Les douleurs abdominales ont disparu. Les épreintes, le ténesme et les envies fréquentes d'aller à la selle ont disparu également. De temps en temps il survient une légère crise de ténesme mais on la calme facilement avec une injection légèrement phéniquée dans le bout intermédiaire.

Le 31 octobre. Le malade est encore dans les salles de M. Verneuil. Les fonctions abdominales se font régulièrement par l'anus artificiel, les douleurs ont disparu. Néanmoins le malade s'est affaibli, il a une teinte jaune-paille caractéristique, il est très maigre. Malgré tous ces symptômes, il s'estime beaucoup mieux qu'au moment de son entrée.

Observation XX (inédite.)

(Due à l'obligeance de M. le Dr Verchère.)

Le nommé T...(Anatole), tisserand, âgé de 38 ans, est entré le 27 janvier 1885, à l'hôpital de la Pitié, salle Michon, nº 32, service de M. le professeur Verneuil.

Jamais de syphilis, jamais de blennorrhagie.

Le début de son affection rectale remonte à dix-huit mois. Il éprouva d'abord des difficultés pour aller à la selle et des douleurs en urinant, apparaissant surtout avant le début de la miction.

Quelque temps après, il s'aperçut qu'il rendait de loin en loin du sang avec ses matières fécales, qui peu à peu s'accompagna d'un écoulement glaireux assez abondant. Jamais il n'éprouva de phénomènes de rétention stercorale. Pas de ténesme, pas d'épreintes, pas de diarrhée, pas de constipation.

Dans le ventre, de temps en temps, apparaissent des coliques, quelquefois peu intenses, quelquefois, au contraire, d'une intensité telle qu'elles arrachaient de véritables cris au malade. Certains aliments amènent, en particulier, ces coliques.

Les phénomènes restèrent ainsi pendant les premiers mois de l affection, mais, depuis cinq mois, sont venus se joindre d'autres symptômes qui déterminèrent le malade à entrer à l'hôpital. Ce furent surtout des douleurs du côté du rectum, douleurs que le malade compare à celles que pourrait donner un énorme corps étranger introduit dans l'intestin ; puis des envies fréquentes d'aller à la selle se reproduisant 12 à 15 fois par jour. Ces envies s'accompagnent de ténesme et d'épreintes. Lorsque le malade se présente pour aller à la garde-robe, ses efforts sont le plus souvent infructueux, et il est forcé de retourner à son lit conservant les mêmes angoisses, les mêmes besoins et les mêmes douleurs.

Au moment de l'entrée, par le toucher rectal, on arrive à 5 centimètres dans le rectum sur un rétrécissement annulaire qui donne la sensation d'un col utérin. L'orifice inférieur du rétrécissement est irrégulier, dur, résistant, présentant, en certains points, de véritables végétations polypiformes. La paroi rectale est tout entière envahie. Le doigt ne peut pénétrer dans le canal rétréci. Les douleurs éprouvées par le malade pendant le toucher sont très vives et il est très difficile et inutile de prolonger l'exploration.

Le diagnostic s'impose de cancer du rectum, situé à une distance telle de l'anus que la rectotomie et l'ablation du rectum à plus forte raison est complètement impossible.

Malgré l'absence d'hémorrhagie, et en présence des douleurs éprouvées par le malade, M. Verneuil propose l'anus contre nature, qui est accepté,

Opération faite le 18 février 1885. Incision oblique de 4 à 5 centimètres remontant vers l'ombilic. Incision, couche par couche, de la paroi abdominale, perpendiculairement aux fibres du grand oblique, du petit oblique et du transverse. Incision sur la sonde cannelée du fascia transversalis. L'intestin se présente immédiatement, facilement reconnu à ses bandes longitudinales et à ses appendices épiploïques. Il est attiré au dehors, mais en même temps que lui vient faire hernie, par la boutonnière abdominale, un paquet, du volume d'une grosse noix, du grand épiploon. L'intestin est fixé avec deux broches à tête de verre. Les points de suture, au nombre de 18, sont faits tout autour de l'orifice, comprenant le péritoine pariétal. L'épiploon hernié est très difficile à rentrer et gêne constamment la pose des points de suture, il tend sans cesse à réapparaître et vient à chaque suture se mettre au-devant de l'aiguille. Cet incident opératoire augmente légèrement la durée de l'opération. L'intestin fixé, M. Verneuil résèque, la largeur d'une pièce de 2 francs d'intestin, au thermocautère. Il n'y a pas d'écoulement de sang. L'éperon se montre bien formé et au niveau de l'anse herniée.

Le 19 février. Soulagement considérable, quoiqu'il n'y ait pas eu d'écoulement de matière fécale. Le malade est pansé au sublimé.

Les deux ou trois jours qui suivirent, la température s'éleva légèrement le soir à 38°,9; mais, à partir du quatrième jour, elle se maintient à la normale.

Peu à peu la cicatrisation se fit. Les matières prirent leur cours par l'anus artificiel. Les douleurs le ténesme, les épreintes, les envies fréquentes d'aller à la selle disparurent complètement. Le malade reprit l'appétit et vit son état général s'améliorer très rapidement.

Les matières n'avaient commencé à sortir par l'anus anormal que le 22 février.

A ce moment apparut un peu d'érythème vésiculeux dans l'étendue d'un travers de main tout autour de l'orifice iliaque. Avec des onctions de vaseline, répétées deux fois par jour, préservant la peau contre l'irritation des matières fécales, et des compresses du pansement suffirent à le faire disparaître en quelques jours.

Un mois après, le malade était en excellent état, il pouvait depuis une dizaine de jours se lever, aller et venir et était très heureux de l'opération qui lui avait été faite.

Néanmoins, à ce moment se produisit un inconvénient important. L'orifice large de la paroi abdominale laissait passer une portion d'intestin assez volumineuse. La muqueuse intestinale venait faire hernie à travers l'orifice et formait une tumeur rouge, mollasse, plissée, molle et que les camarades du malade comparaient avec assez de justesse à une tomate.

La hernie de la muqueuse se réduisait facilement, mais se reproduisait avec autant de facilité.

M. Verneuil imagina alors, avec M. Galante, un appareil composé d'une plaque en plomb, doublée de caoutchouc, portant en son milieu un petit support d'un centimètre au bout duquel transversalement était fixé un petit cylindre de caoutchouc mou, long de 8 à 10 cent.; chacune des moitiés était introduite dans chacun des bouts de l'anus contre nature, le milieu repoussait l'éperon et la plaque venait fermer l'orifice, pendant que la partie intra-intestinale de l'appareil opérait la réduction.

Cet appareil, fixé à l'abdomen, fut très bien toléré par le malade qui le portait constamment et pouvait aller et venir, sans souiller ses vêtements. Il ne le retirait que lorsqu'il désirait aller à la garde-robe.

Il sortit de l'hôpital le 21 avril en excellent état, porteur de son appareil et ne se doutant pas du danger que lui faisait, à son insu, courir inévitablement, son cancer du rectum.

Des nouvelles du malade au mois d'octobre (28) sont aussi bonnes que possible, son appareil fonctionne bien et les fonctions par l'anus artificiel se font d'une manière régulière.

Obs. XXI (inédite).

(Due à l'obligeance de M. le professeur Verneuil.)

M. de Co..., 42 ans, autrefois robuste, très affaibli par une affection rectale qui remonte à plusieurs années et détermine des pertes sanguines et sanieuses abondantes. L'étendue considérable du mal ne permet ni la rectotomie linéaire, ni l'extirpation. L'obstruction est presque totale. Les matières sont rendues avec beaucoup de peine et en très petite quantité. Etat général mauvais. Inappétence, insomnie, tristesse profonde.

En mai 1885, colotomie inguinale par le nouveau procédé avec l'aide de MM. Dechambre, Lereboullet et Reclus. Exécution très prompte et très facile. Aucun accident. Soulagement immédiat. Cessation de toute douleur. Les évacuations se font assez vite, et en quelques jours l'intestin est libre. M. de C... se rétablit vite, boit, mange, dort, engraisse et reprend des forces; il part pour la campagne en août, dans un état si satisfaisant que la famille croit que nous avons fait une erreur de diagnostic. Il se livre à ses occupations ordinaires et peut chasser 2 et 3 heures par jour. L'anus fonctionne à merveille. Le prolapsus se réduit et se maintient assez aisément avec une pelote concave en caoutchouc.

Une hémorrhagie survenue à la suite d'une fatigue ébranle assez fortement la santé du malade. Mais aujourd'hui en novembre 1885, plus de six mois après l'opération, M. de C... se trouve mieux qu'il ne l'avait été depuis de longues années. Rien ne fait craindre une terminaison prochaine.

TABLEAU ANALYTIQUE

DE

21 CAS DE COLOTOMIE ILIAQUE

Tableau analytique de 21 cas de Colotomie iliaque.

Nos d'ordre.	INDICATIONS bibliographiques.	SEXE et AGE.	DURÉE du MAL.	OPÉRATIONS antérieures.	PROCÉDÉ opératoire.	RÉSULTATS OPÉRATOIRES et fonctionnels immédiats.	RÉSULTATS ÉLOIGNÉS.	SURVIE.	CAUSES de LA MORT.
1	Richet. (Thèse de Richard. Paris, 1875.)	Femme, 27 ans.	6 mois.		Procédé anc. en 2 temps. 18 nov. 1873.	Guérison. Soulagement considérable.	»	1 an.	Cachexie cancéreuse.
2	Idem.	Homme, 65 ans	»	»	Anc. procédé, 29 mai 1875.	Guérison. Soulagement immédiat.	Prolapsus de la muqueuse.	?	?
3	Idem.	Homme, 34 ans.	15 mois.	»	Anc. procédé, 13 avril 1875.	Guérison. Rétablissement des fonctions.	Rétrécissement de l'orifice anormal. Les matières tendent à sortir par le bout inférieur.	?	?
4	Verneuil. Idem.	Homme, 21 ans.	»	»	Anc. proc., sept. 1868.	Guérison. Amélioration.	Rétrécissement cicatriciel. Agrandissement au bistouri.	8 mois.	Cachexie.
5	Saxtorph, de Copenhague. (Thèse de Piéchaud, 1883.)	Homme, 75 ans.	»	»	Anc. procédé, 10 août 1882.	Guérison. Disparition des phénomènes d'obstruction.	Quelque temps après l'opération, les douleurs reparurent.	?	?
6	Richet. (Thèse de Richard.)	Homme, 61 ans.	»	»	Anc. procédé en 2 temps. 29 juillet.	Mort le lendemain de l'opération.	»	24 heures.	Péritonite.
7	Lannelongue (de Bordeaux). Th. de Piéchaud.	Femme, 35 ans.	»	Rectotomie linéaire.	Ancien.	Anus artificiel un mois après la rectotomie. Mort 36 heures après l'opération.	»	36 heures.	Généralisation cancéreuse.
8	Delens. (Thèse de Piéchaud.)	Femme, 72 ans.	»	»	Ancien. 24 juillet.	Amélioration momentanée. Mort le 29 juillet. Collapsus. Pas de péritonite.	»	5 jours.	Inconnue.
9	Verneuil. (Inédite.)	Femme, 35 ans.	18 mois.	»	Ancien. 5 j. 1883.	Guérison. Soulagement. Rétablissement des fonctions.	Pas de prolapsus. Pas de rétrécissement.	»	»
10	Verneuil. (Inédite.)	Femme, 35 ans.	»	»	Ancien. Oct. 1884.	Guérison. Très grande amélioration.	Rétrécissement cicatriciel 6 semaines après. Débridement. Prolapsus.	Etat très satisfaisant. Nov. 1885.	»
11	Kirmisson. (Inédite.)	Femme, 63 ans.	6 mois.	»	Ancien. Avril 1884.	Guérison. Soulagement considérable.	Rétrécissement. Débridement au bistouri. Prolapsus.	Etat très satisfaisant. Nov. 1885.	»

Nos d'ordre.	INDICATIONS bibliographiques.	SEXE et AGE.	DURÉE du MAL.	OPÉRATIONS antérieures.	PROCÉDÉ opératoire.	RÉSULTATS OPÉRATOIRES et fonctionnels immédiats.	RÉSULTATS ÉLOIGNÉS.	SURVIE.	CAUSES de LA MORT.
12	Verneuil. (Inédite.)	»	»	Rectotomie linéaire, 1882.	Ancien. 6 juin 1883.	Mort 12 heures après l'opération.	»	12 heures.	Généralisation cancéreuse de l'intestin et du péritoine.
13	J. Lemaistre, de Limoges. (Inédite.)	Homme, 44 ans.	2 ans. Début de l'affection, 2 nov. 1875	1re rectotomie : 18 mars 1877. 2e rectotomie : 21 juin 1877.	Ancien. 16 août 1877.	Guérison. Amélioration très grande.	Prolapsus.	1 an.	Cachexie cancéreuse.
14	Verneuil. (Inédite.)	Homme, 65 ans.	»	»	Nouveau. 7 janvier 1885.	Soulagement. Disparition des phénomènes d'obstruction.	8 jours après l'opérat., abcès, incision au bistouri. Erysipèle. Phlegmatia alba dolens. Mort le 6 février.	1 mois.	Erysipèle. Phlegmatia alba dolens.
15	Verneuil et Reclus. (Inédite.)	Homme, 50 ans.	1 an.	»	Nouveau. 6 juillet 1885.	Amélioration. Disparition des phénomènes d'obstruction.	Mort subite le 17 juillet.	10 jours.	Cause inconnue. Pas d'autopsie.
16	Kirmisson. (Inédite.)	Homme, 73 ans.	18 mois.	»	Nouveau. 2 avril 1885.	Guérison. Soulagement très marqué. Rétablissement rapide.	Léger prolapsus de la muqueuse.	Revu nov. 1885 État général très satisfaisant.	»
17	Verneuil. (Inédite.)	Femme, 33 ans.	2 ans.	2 ablations du col utérin. Curage. Rectotomie linéaire. Janvier 1885.	Nouveau, 1er juillet 1885.	Guérison. Rétablissement des fonctions. Disparition des douleurs.	Amélioration de l'état général. Pas de rétrécissement. Pas de prolapsus.	Revu nov. 1885 Etat satisfaisant.	»
18	Verneuil. (Inédite).	Homme, 71 ans.	1 an.	»	Nouveau. 4 mars 1885.	Phlegmon de la paroi abdominale. Guérison.	Prolapsus de la muqueuse.	Revu sept. 1885 Etat satisfaisant.	«
19	Verchère. (Inédite.) (Service de M. le prof. Verneuil).	Homme, 48 ans.	1 an.	Dilatation pendant six mois.	Nouveau. 11 sept. 1885.	Excellente.	Pas de rétrécissement.	Est encore dans les salles.	»
20	Verneuil. (Inédite.)	Homme, 38 ans.	18 mois.	»	Nouveau. 18 févr. 1885.	Guérison. Bon résultat.	Prolapsus de la muqueuse maintenu avec un appareil.	Etat satisfaisant. Nov. 1885.	»
21	Verneuil et Reclus. (Inédite.)	Homme, 42 ans.	Plusieurs années.	»	Nouveau. Mai 1885.	Guérison rapide. Excellents résultats. Disparition des douleurs.	Léger prolapsus. Etat général excellent.	Revu nov. 85. Santé bonne.	»

CONCLUSIONS.

I. — L'anus artificiel est un moyen palliatif indiqué lorsqu'il existe, au niveau du rectum, un obstacle au cours des matières fécales.

II. — Lorsque le siège élevé de la tumeur ne permettra pas la rectotomie linéaire ou lorsque, après cette opération, les phénomènes d'obstruction intestinale seront de nouveau survenus, par suite de l'extension du cancer, on devra avoir recours à la colotomie.

III.—L'anus iliaque devra être employé de préférence à toute autre méthode. Il rend autant de services que l'anus lombaire, le malade ne court pas plus de dangers, il est d'une facilité bien plus grande.

IV. — Les troubles fonctionnels amenés par les lésions rectales, sont dus, non seulement à la rétention des matières fécales dans l'intestin, mais encore et surtout au contact des matières avec la portion malade de l'intestin.

V. — L'utilité d'un obstacle absolu à l'arrivée des matières au contact de la partie rétrécie du rectum est incontestable. On l'obtiendra en établissant, comme l'indique M. le professeur Verneuil, un anus iliaque possédant un éperon suffisant et laissant le bout intermédiaire accessible au niveau de l'anus artificiel, de façon à pouvoir le débarrasser par des lavages, des matières qui s'y produisent.

VI. — Le rétrécissement ultérieur de l'orifice anormale sera combattu par la direction oblique de l'incision, préconisée par M. le professeur Verneuil, la section des fibres aponévrotiques et musculaires du grand oblique, et la résection et non l'incision simple de l'*S* iliaque.

VII. — Le prolapsus de l'intestin et l'issue continuelle des matières fécales seront combattus avec succès par un appareil spécial.

Paris.— Typ. A. PARENT, A. DAVY, succr, imp. de la Fac. de médecine, 52, rue Madame et rue Corneille, 3.

www.ingramcontent.com/pod-product-compliance
Ingram Content Group UK Ltd.
Pitfield, Milton Keynes, MK11 3LW, UK
UKHW022121260726
13993UKWH00003B/1159

9 782329 152684